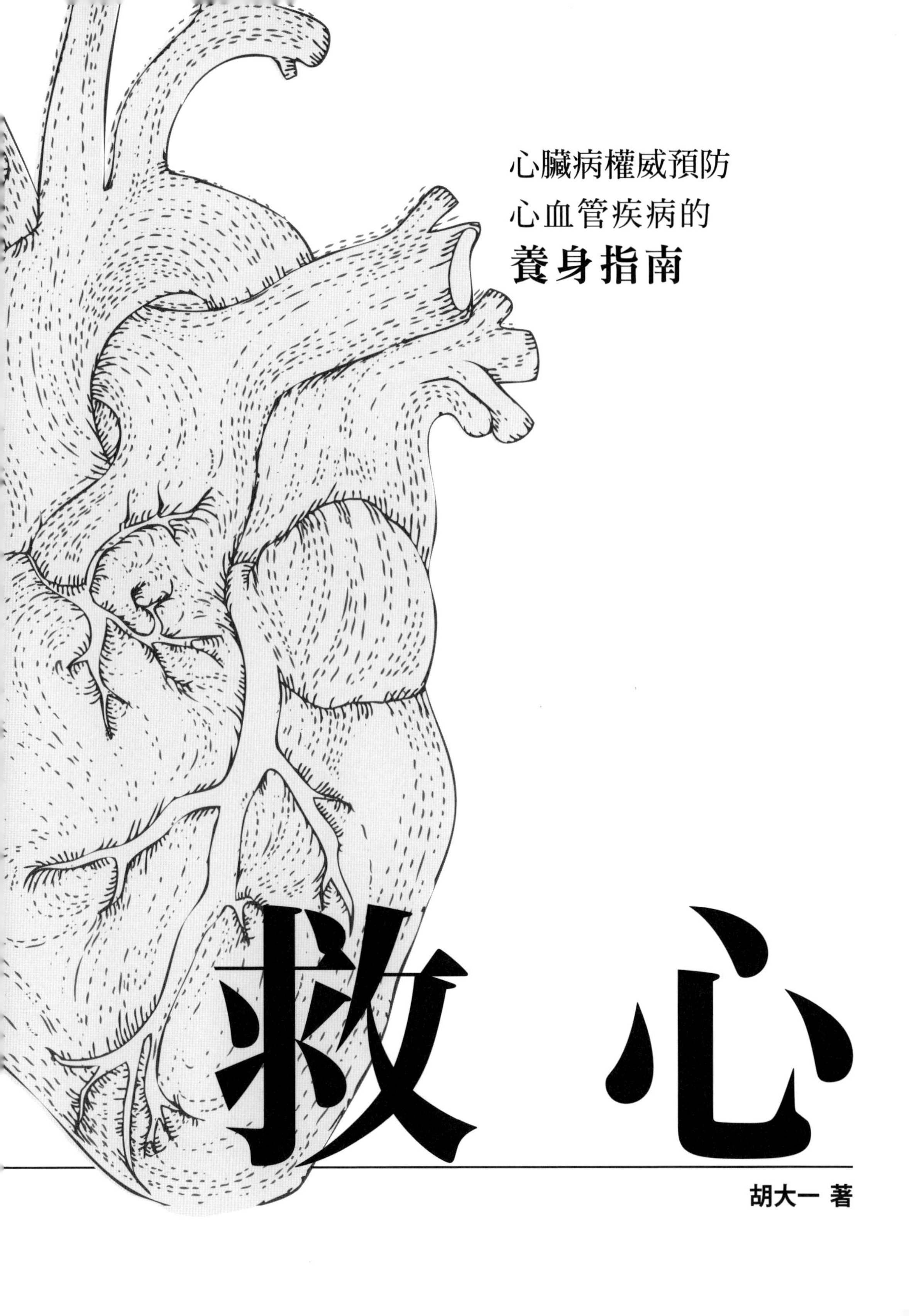

心臟病權威預防
心血管疾病的
養身指南

救 心

胡大一 著

作者序

活到 90 歲，聽起來是件了不起的事情。中國人平均壽命才 73 歲，最長壽的日本人，平均只能活到 83 歲。但我想說：「90 活不過，那是你的錯！」

在我看來，長壽秘訣是管住嘴，邁開腿；零吸煙，多喝水；好心態，莫貪杯；睡眠足，不過累；樂助人，心靈美；家和睦，壽百歲。

只要你遵守世界衛生組織宣導的健康四大基石一戒煙限酒，合理膳食，適當運動，心態平衡，就可以輕輕鬆鬆活到 90 歲。這四句老話看似簡單，但真正做起來需要很多方法和技巧。

令人遺憾的是，目前中國心血管病患者有 2.9 億，每年有 350 萬人死於各類心血管病，占總死亡原因之首。每 10 秒鐘就有 1 人死於心血管病，每 5 個成年人中就有 1 人患有心血管病。

2014 年北京市疾病預防控制中心（CDC）發佈的資料顯示，北京戶籍居民的平均期望壽命，男女性分別超過 81 和 84 歲，但平均健康期望壽命僅分別為 61 和 62 歲。這表明生命中 20 多年處於帶病生存狀態，自己痛苦，也給家庭造成拖累，給社會帶來負擔。我們不但要長壽，還要延長健康期望壽命，實現健康長壽。活一天，健康一天，無疾而終，才是美好幸福人生。

大家都知道有病去看，但真正的預防卻未得到充分重視。「心血管疾病發生發展幾十年，致殘致死一瞬間」，預防心血管病是一生應堅持認真做的事。人類告別癌症，可多活 3 年；人類告別心血管病，可多活 10 年。

什麼是決定健康長壽最重要的影響因素呢？答案是行為決定命運，行為決定健康。一個人選擇什麼樣的生活方式與行為對健康與壽命影響的權重為 60%，環境因素占 15%，生物因素占 17%，醫療衛生僅占 8%。

本書從「雙心醫學」這個觀念出發，告訴人們要想長壽，不僅要關注心血管健康，更要關注精神心理健康。書中講到遠離心血管疾病的「5 個處方」、保護動脈的「理想健康 4+4」策略、預防心血管病的 4 條防線等內容，特別提出現代人應怎樣調節情緒、緩解壓力，從而保持良好的心態；還告訴人們怎麼吃出一顆健康的心，深入淺出地講解一些抗氧化、抗衰老的飲食要訣；如何科學運動，避開運動誤區；怎麼控制腰圍，正確減肥；怎麼管理好慢性病，做好康復。

以往講「人活七十古來稀」，但現在世界衛生組織將 35 ～ 70 歲的死亡定義為過早死亡，我相信活到 90 歲應是常態，我們還應該有進一步的人生目標：不過 99，輕易不能走，讓我們向著 100 歲邁進！

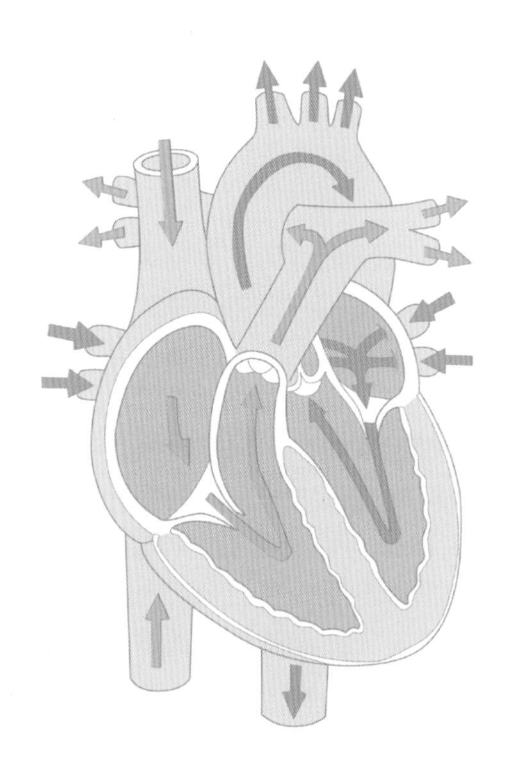

目錄

3 管好嘴
—長壽飲食有秘訣

4 邁開腿
—運動是免費的「良醫、良藥」

5 控制腰圍和體重
—送自己一顆「長壽丸」

6 80 歲以前不衰老
—讓老化來得慢一點

7 管理好慢性病
—別讓疾病奪走你的壽命

8 吃對食物
—心臟科權威推薦的飲食搭配

我親身堅持了 16 年的健康良方

一次，在美國達拉斯參加美國心臟協會（AHA）學術年會，見到老朋友—有氧代謝運動之父 Kenneth H.Cooper（庫博）。82 歲高齡的他依然充滿活力，他告訴我，醫生的第一個患者其實是自己。這一點，16 年來我也感同身受。

庫博教授是我 1987 年在美國做訪問學者時結交的一位朋友，他原來也是一名心臟內科醫生。1960 年他剛參加工作，在運動時發現自己有心律失常的問題。因為緊張的學習和畢業後當醫生工作繁忙，常吃不健康的飲食，又不堅持運動，不健康的生活方式使得他的體重從 76 公斤增至 93 公斤，經常有疲勞感，身體狀況越來越差。

肥胖是精神緊張、壓力增大的最常見表現。作為一名心臟內科醫生，庫博意識到這一點，於是他開始減肥。6 個月內他成功減重，高血壓、糖尿病前期、疲乏和食欲不佳等問題迎刃而解。說起這一點，庫博告訴我，「我並無神丹妙藥，只是少吃多動。」

後來他辭職與夫人開始發展有氧運動中心。包括美國歷屆總統還有宇航員都在他那裡做健身。從那開始，庫博出版的《有氧代謝運動》成為全世界的健康經典。1989 年我把這本書翻譯成了中文版。

有氧運動其實是預防心血管疾病的一個非常好的良方。比如走路，因為走路不需要特殊的條件，還很有效，對於老年人和已經有心血管病的人來說也很安全。16 年來，我自己也體會到了其中的效果。

我曾經也是肥胖患者。後來我每天堅持走 1 萬步，大概 100 分鐘，每分鐘走 100 步左右。我走了 16 年，體重從以前的 93 公斤最低減到 74 公斤，現在大概 75 公斤。16 年前我尿糖也不正常，現在都正常了。

很多人都說減肥容易復發，而我一直沒有復發，關鍵就是持之以恆，每天去做，每天至少運動一次，連續運動不少於 30 分鐘，每週至少保證 5 天。

畢竟心血管疾病預防和做運動不是突擊式的，是一輩子的事，就像每天得吃飯、工作、學習，一定要把運動整合到日常的生活工作節奏裡。比如我開會，早到會場了，我就自己出去走路，不願意坐著聊天。休息時和大家一起喝點茶，剩下時間我就走起來。在機場要提前到，等著很煩，不如走起來。另外我只要能坐大眾運輸工具就坐大眾運輸工具。在國外開會，住的地方離會場不遠，儘量不坐車，走路去會場，把運動養成一個習慣。

牢記「5個處方」，遠離心血管疾病

藥物處方

一是量身訂作的用藥，學會自我管理藥物的「三性」，即安全性、有效性和依從性（堅持用藥，不隨意減量或停藥），每個患者的身體情況不同，應根據個人差異選擇藥物類別，把握藥物劑量；二是考慮藥物副作用；三是把握藥物依從性，長期服藥過程中要瞭解哪些藥可停服，哪些藥不能停服，哪些藥需減少劑量，哪些藥不能輕易更改劑量。

運動處方

在現代醫療手段逐漸豐富的今天，我們相信藥物和儀器能治療疾病，卻漸漸忘記了運動是良醫，運動是良藥，忘記了有氧運動確實可以減體重、降血壓、降血糖、降血脂（尤其是甘油三酯）、紓解焦慮抑鬱情緒、改善睡眠。對穩定的冠心病患者，堅持有氧運動可促進形成側支迴圈，減少心腔缺血。所以，建議大家要參加心臟康復訓練，在醫生與運動治療師指導下學會制訂個人的運動方案。

營養處方同樣需要遵循因人而異的原則。冠心病患者須從飲食上加以控制，減少病從口入的機會，堅持低鹽、低脂、低糖飲食。需要根據患者的實際情況，在心臟康復團隊營養師的指導下，做好個人化營養評估、營養診斷，據此制訂因人而異的營養處方。

心理處方

很多心臟病患者生病後，對自身的病情和接受的治療，如支架或搭橋手術心裡沒底，醫院又不會定期檢查和追蹤，從而使患者產生焦慮、不安心理。焦慮和抑鬱並不僅僅表現為情緒的低落或亢奮，它們常伴有「軀體化症狀」，最常見的是胸悶、胸痛、背痛、心悸、出汗，甚至瀕死。這常常會被誤認為心臟病症狀，所以患者有必要參加心臟康復，與心臟康復團隊充分溝通。

戒煙處方

這是心臟康復過程中最應該被重視的環節，如果病人做完支架後不戒煙，效果將大打折扣。因為吸煙會增加支架內形成血栓的風險，也會促使其他血管發生新的動脈粥樣硬化，所以心臟病患者必須戒煙。

解讀健康 11 位數 140-654-302-68

目前，威脅人類健康和生命的最大敵人是心腦血管疾病，其發病率及病死率高居榜首。而吸煙、高膽固醇、高血壓、糖尿病、肥胖是導致冠心病和急性心肌梗塞的 5 個危險因素。掌握「健康 11 位數」—14065430268，幫你構築一道強大的生命防線，遠離心血管疾病的危害。

收縮壓降到 140 毫米汞柱以下

要保護心臟和腦血管，須把收縮壓降到 140 毫米汞柱以下。老年人常見單純收縮期高血壓，很多老年患者因為擔心舒張壓降得過低導致心肌缺血，不敢應用降壓藥物，殊不知收縮壓增高是造成中風的最主要原因。應用降壓藥物（通常收縮壓下降，而舒張壓不會降得太多），把收縮壓降到 140 毫米汞柱以下，是減少中風危險的最重要措施。高齡老年人，把收縮壓控制到 150 毫米汞柱以下即可。

空腹血糖降到 6 毫莫耳／升以下

空腹血糖降到 6mmol ／ L（毫莫耳／升）以下，糖化血紅蛋白 6% 以下。目前認為，糖尿病是冠心病的等危症。也就是說，得了糖尿病就相當於得了冠心病。糖尿病患者 10 年內發生心肌梗塞的危險性與冠心病患者再發心肌梗塞的危險性相同，都是 20%。空腹血糖是最易發現異常和控制的指標。老年人的血糖控制標準應適度放寬。

不同人群的血膽固醇達標值

含義是：僅有高血壓或僅吸煙者總膽固醇水準在 5mmol ／ L 以下，有冠心病或糖尿病的患者膽固醇水準要控制在 4mmol ／ L 以下，既有冠心病，又有糖尿病患者的膽固醇水準控制在 3mmol ／ L 以下。

現在的血脂檢測存在誤區，多數人更重視甘油三酯，忽略膽固醇。而且，醫院化驗單上總膽固醇的正常範圍都採用統一標準值，沒有根據每個患者的具體情況進行危險分析，進而給出相應的達標值，這樣易使患者產生誤解。

許多高危、極高危患者滿足於化驗單上標出的看似在參考範圍內的總膽固醇水準而誤認為不需治療。如一個冠心病合併糖尿病患者，未來 10 年發生心血管事件的危險高達 50%，屬於極高危，其總膽固醇水準應在 3mmol ／ L 以下為最佳，而該患者化驗結果總膽固醇為 5.3mmol ／ L。從醫院的化驗單上看，該膽固醇水準在正常範圍。但是，從預防未來心血管事件來說，這位患者目前的血脂水準還遠未達標。

吸煙一定要為零（包括規避二手煙）

吸煙是年輕人發生心肌梗塞的最重要原因。年輕男性如果吸煙，心肌梗塞的風險可以增加 7 倍以上。吸煙量少即有危險，吸煙量越大，危險越大。每天吸煙 1 至 5 支，冠心病風險增加 40%；每天吸煙 20 支以上，冠心病風險增加 7 倍。

戒煙「4 個 D」

戒煙中最重要的 4 種技巧：

深呼吸（Deep breathe）：一有吸煙的念頭，就做做深呼吸：用鼻子深深地吸氣，數到 5，用嘴慢慢將氣吐出。

喝水（Drink water）：在戒煙的過程中要多喝水，促進體內尼古丁排出。

做事情（Do something）：讓手和嘴忙起來，將注意力集中在其他感興趣的事情上。

延遲（Delay）：吸煙的急迫感只持續3至5分鐘，最多10分鐘，忍耐這幾分鐘，不要屈服。

男女腰圍的界限

所謂「人與腰帶同壽」，就是說要長壽得時刻關注自己的腰圍。亞洲女性應把腰圍控制在31.2吋以下，男性則應控制在33.6吋以下。

事實上，10個心肌梗塞，有9個可以被預測；6個心肌梗塞，有5個可以被預防。只要真正做到管住嘴、邁開腿，不吸煙、好心態、飯吃八分飽、日行萬步路，80%的心腦血管病可避免，只要做到「健康11位數」，90%的心腦血管病可預防。

「理想健康 4+4」策略

4 個理想的健康行為

1. 不吸煙或戒煙超過 1 年。

2. 堅持運動。每週從事中等強度的運動不少於 150 分鐘，或劇烈運動超過 75 分鐘。即每週至少運動 5 天，每次不少於 30 分鐘，連續走路或慢跑。

3. 亞洲人普遍吃鹽超標，世界衛生組織提出每人每天鹽的攝入量應＜ 5 克，患有高血壓、心臟病、糖尿病和腎臟病的人更應嚴格控制；含糖量高的飲料是導致肥胖和糖尿病的有害飲品，對青少年健康危害極大，應嚴格限制；另一個是嚴格限制反式脂肪酸、飽和脂肪酸和肉類攝入量，宣導多吃新鮮蔬菜水果和富含鉀的食物。

4. 通過健康的飲食和運動鍛煉保持理想體重，使體重指數（BMI）〔體重（公斤）÷ 身高 ^{2}（公尺 ^{2}）〕小於 24。

4 個理想的健康因素

1. 不吸煙或戒煙超過 1 年。

2. 非藥物治療情況下，血壓小於 120 ／ 80 毫米汞柱。

3. 非藥物治療情況下，總膽固醇小於 5.2 毫莫耳／升（200 毫克／分升）。

4. 非藥物治療情況下，空腹血糖小於 6.1 毫莫耳／升（112 毫克／分升）。

我們提倡，每個人從出生到成年，通過健康的生活方式，如健康飲食習慣、堅持規律運動等，不需要藥物治療，持續保持血壓在 120 ／ 80 毫米汞柱以下，血脂和血糖也同樣保持在理想水準，直到老年。如果得了高血壓，需要用藥物控制使之達標，效果雖然沒有自然達標好，但亦可有效減少各種心血管併發症的發生發展。血脂和血糖的管理是同樣的道理。

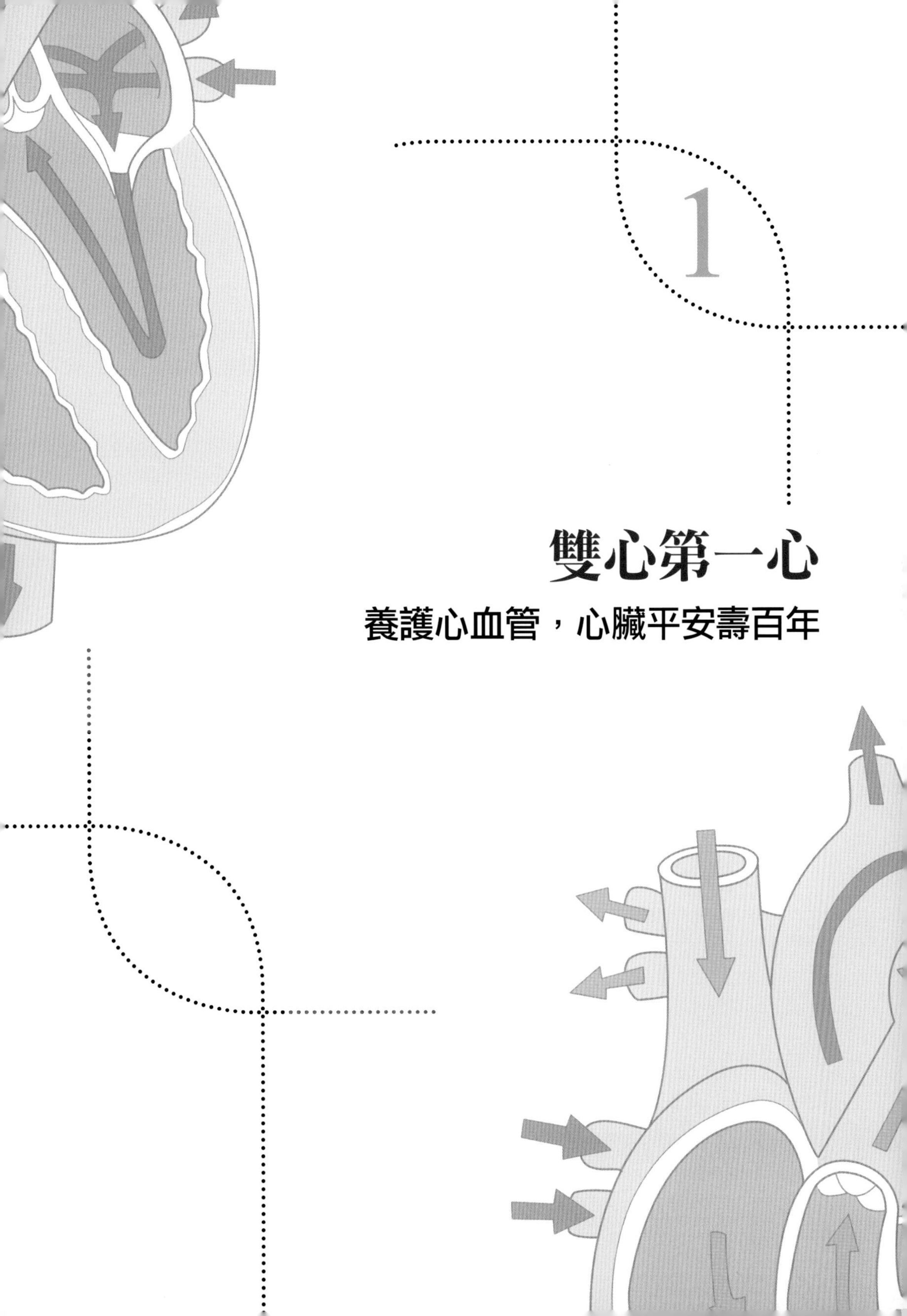

1

雙心第一心

養護心血管，心臟平安壽百年

心臟，人體血液的動力站

心臟是血液流動的發動機

心臟晝夜不停地收縮和舒張（人的一生中大概跳動 30 億次），推動血液在血管裡迴圈流動，是人體血液迴圈的「發動機」。

心臟的構成

心臟主要由心肌構成，內有四腔：後上部為左心房和右心房，前下部為左心室和右心室。

心臟的位置

心臟位於胸腔內，膈肌（用於分隔胸腔和腹腔）的上方，兩肺之間，其前為胸骨及肋骨，其後為食管和脊柱。以胸骨中線為界，一般人的心臟約 2 ／ 3 位於身體正中線左側，1 ／ 3 在中線右側，在左側胸前可觸及到明顯的心臟跳動。也有極少數人是「右位心」（心臟主要位於右側）。

心臟的外形

心臟的外形好像倒掛的圓錐體或者鴨梨，大小似各人自己的拳頭。成年人心臟長徑 12 ～ 14 公分，橫徑 9 ～ 12 公分，前後徑 6 ～ 7 公分，重量約 260 克。心尖鈍圓，向著左前下方。以右手握筆寫字的姿勢作比喻，手背好比心底，手指尖端相當於心尖，心尖就是可觸及到心臟搏動最強的地方。

醫生不說你不知道

冠心病絕對不是病毒和細菌引起的疾病，而是不健康的生活方式（如吸煙、不運動、高糖高脂飲食）導致多重危險因素，多重危險因素導致未來冠心病的風險增加。冠心病的危險因素有哪些呢？第一，吸煙；第二，高膽固醇；第三，高血壓；第四，糖尿病；第五，肥胖。

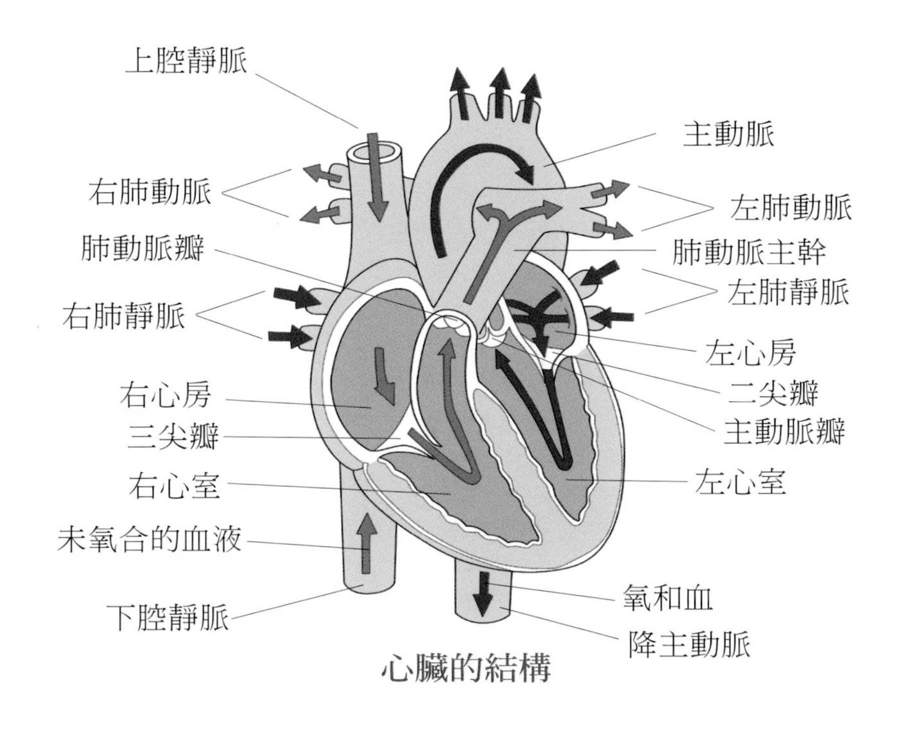

心臟的結構

冠狀動脈是心臟的生命線

人的心臟的形狀像一個倒置的、前後略扁的圓錐形，而冠狀動脈幾乎環繞心臟一周，恰似一頂王冠，這就是「冠狀動脈」命名的由來。心臟不停地跳動，本身也需要營養、熱量和氧氣，還要排出代謝的廢物。冠狀動脈和靜脈組成了滿足心臟新陳代謝所需要的血管系統。

冠狀動脈供給心臟血液

冠狀動脈起源於主動脈根部，分為左冠狀動脈和右冠狀動脈，在心臟表面行走，並分出許多小支進入心肌，在心肌中形成豐富的毛細血管網，供給心肌血液。左冠狀動脈主要供應左心室前壁和側壁；右冠狀動脈主要供給左心室下壁、後壁和右心室。

冠狀動脈很辛苦

人的一生中，心臟在不停工作。心臟工作整個過程所需要的熱量幾乎完全依靠有氧代謝來提供，因此冠狀動脈是否能夠持續不斷地為心臟輸送大量氧氣至關重要。心肌的熱量儲備非常小，當心臟工作量加大（如勞動）時，心肌耗氧量的增加依靠冠狀動脈擴張、冠狀動脈血流量增加來滿足。如果冠狀動脈管腔狹窄，在需要時不能相應增加血流量，就容易出現心肌缺血或者心絞痛。

初步認識冠心病

冠心病是由於冠狀動脈器質性（如動脈粥樣硬化）狹窄或阻塞，繼而引起的心肌缺血、缺氧或心肌壞死的一種心臟病，也稱缺血性心臟病。目前，冠心病還包括炎症、栓塞等導致的管腔狹窄或閉塞。其典型的症狀是在體力活動進行中或情緒激動時，突感胸骨後、心前區或咽喉部有壓迫感或緊縮感，也可為燒灼樣或鈍痛感，停止運動後數分鐘好轉。

心臟是如何完成泵血的

生命過程中，心臟不斷作收縮和舒張交替的活動，舒張時容納靜脈血返回心臟，收縮時把血液射入動脈，為血液流動提供能量。心臟的這種活動形式與抽水泵相似，因此可以把心臟視為實現泵血功能的肌肉器官。

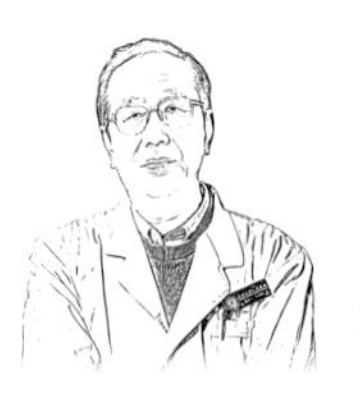

胡大一語錄

心血管疾病固然可怕，但只要積極重視自身風險因素，科學地進行預防工作，10個心肌梗塞，有9個是可被預測的；6個心肌梗塞，5個是可被預防的。要想有效地預防心血管疾病，首先就要對自己的風險做到心裡有數。

心臟的「工作制度」

心臟始終奉行勞逸結合的「工作制度」，收縮期為工作期，舒張期為休息期。心臟每收縮和舒張一次構成一個心動週期，心房和心室交替收縮、交替休息。

心臟泵出血液知多少

心臟雖小，其重量只占體重的 4% ～ 4.3%，可它的工作量卻極為驚人。據推算，一個健康的成年人每天心臟搏出血量所做的功相當於將一輛 5 噸重的汽車抬高 5 公尺，如此循環往復、生生不息。

人體內血液總重約為體重的 8%。體重為 50 公斤的人，血量約為 4 升，而心臟每分鐘輸出的血量約為 5 升，也就是說，心臟在不到一分鐘的時間內，就能使人體的血液迴圈一遍。心臟跳動時輸出血液的速度也是很強大和驚人的，它能以每秒 8 米的速度射出血液，並推動全身血液的流動。

心率知多少

心率是心臟搏動的頻率，即每分鐘跳動多少次。健康成人在清醒、安靜狀態下的心率通常在每分鐘 60 ～ 100 次，多數在 70 ～ 80 次；兒童心率比較快，隨著年齡的增長，心率漸漸趨緩；劇烈活動時心率增快，可達到 160 次／分鐘或以上（一般健康人的最大心率公式近似推導：最大心率＝ 220 －年齡，如果心跳達到了最大心率的 80%，心臟就要承受更多負擔，容易發生心臟事件）；睡眠時可降至 40 ～ 50 次／分鐘。

心臟好不好，與這些因素有關

1. **體重**

肥胖的人患心臟病的危險性是普通人的 2 ～ 3 倍。

2. **膽固醇**

主要是低密度脂蛋白膽固醇（LDL － C），LDL － C 偏高會直接導致血管的動脈粥樣硬化，導致心臟的缺血性改變。

3. **吸煙**

吸煙是導致心肌梗塞的直接因素，每天吸兩包煙的人，心肌梗塞的風險比不吸煙的人能高出 8 倍之多。但是，這並不是最可怕的。最可怕的是很多人膽固醇很高，但仍堅持吸煙。35 ～ 45 歲的男性中，吸煙對心肌梗塞的影響是第一位的。單獨一種因素已可讓心肌梗塞容易發生，而高膽固醇和高吸煙量協同作用下，心肌梗塞發生的可能性更高。尤其是做過藥物支架的患者，更要馬上戒煙了，繼續吸煙易使支架內發生血栓，閉塞血管，導致急性心肌梗塞，甚至猝死。

4. **運動**

不運動的人患冠心病的風險比運動的人增加兩倍以上。

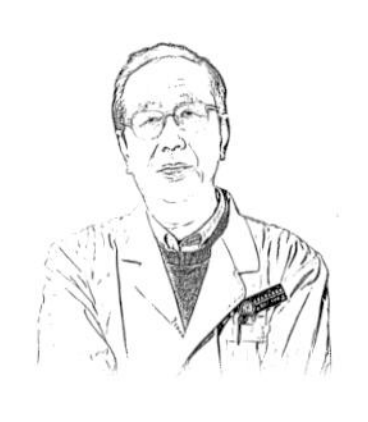

胡大一語錄

很多病都是拖出來的，要珍惜自己的身體，感到身體不舒服時要儘早檢查，及時發現問題。找大醫院的醫生去治療，特別是心臟，不舒服一定不要硬扛，否則悔之不及。

5. **心理因素**

長期心理壓力大會影響身體的炎症反應機制，進而導致心臟病等症狀的加劇。

6. **飲酒**

長期大量飲酒可影響心臟健康，增加心臟負擔，加重心肌缺血，誘發心肌梗塞、心律失常。

7. **血壓**

血壓是心臟健康的晴雨錶，血壓高會給動脈血管很大的阻力，心臟的工作負荷加大，需更強有力地收縮，才能夠把血液送到全身各處，久而久之會誘發心力衰竭。

8. **飲食**

高鹽、高糖、高脂肪等不良的飲食習慣會增加患心臟疾病的風險。

心臟有毛病，你察覺得到嗎

就像抽水泵用久了會出現問題，或功能可能下降一樣，心臟過度疲勞也會出現問題。導致心血管病的原因有多種，如吸煙、大量飲酒、精神壓力大、經常吃不利於心臟健康的食材等。通常，心臟出現問題時，身體會有一些特殊的表現。注意改變這些不健康的生活方式和行為（症狀因人而異），有助於你遠離心血管疾病的危險。

呼吸急促

這裡說的呼吸急促可不是運動後，而是稍微活動就呼吸急促，如爬樓梯等，表現為喘不上氣、上氣不接下氣，嚴重的還會出現呼吸困難。除了心臟的問題外，慢性支氣管炎、肺氣腫等疾病也會導致呼吸急促。

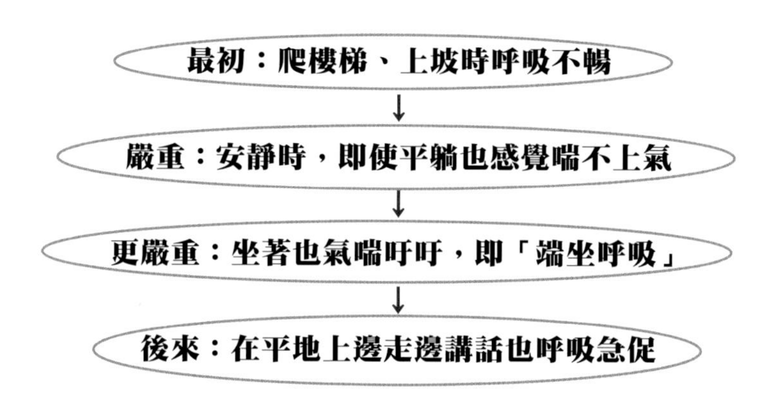

胸痛

通常，胸痛是心絞痛的典型症狀，表現與心肌梗塞類似，發作時間有的 1 ～ 2 分鐘，長的可以到 15 分鐘左右。如果不加以注意，在數日後，有的患者會轉為心肌梗塞。所以，提醒大家，如果感覺胸痛（壓榨性痛），或者伴有焦慮的症狀，最好及時就醫諮詢。

心悸

心悸就是人體感覺脈搏跳得很快，搏動很厲害，明顯感到心臟「撲通、撲通」跳得很明顯。正常人在運動或處於緊張時有人會出現這種情況，如果不是這些原因，可能是心臟有問題了。

水腫

心功能不全時，心臟的泵血能力會減少，心臟舒張時，心腔剩留的血增多，靜脈血要回到心房就會受阻，容易淤積在下肢，當血液中的水分溢出後，會導致局部水腫，用手指按會出現下肢皮膚凹陷的現象。肝臟和胃腸也會淤血，表現為肝臟肺大，觸摸時痛和食欲不振、腹脹等。另外，肝臟和腎臟疾病也會導致水腫，但是位置較高，如面部水腫、眼瞼水腫等。

頭暈、暈厥

一些心臟疾病，如心絞痛、心肌梗塞、心律失常、心臟瓣膜病等，會導致血的排出量大大減少，腦部的供血會出現不足，這樣容易引發頭暈、暈厥等症狀。需要警惕的是，室性心動過速、心室顫動等心律失常的患者，一旦暈厥就有猝死的危險。

檢查心臟功能，該做哪些專案

心電圖檢查

常規心電圖是心臟的基本檢查項目，常用來瞭解有沒有心肌缺血或心律失常的情況。不僅有胸痛、心慌等症狀的人需要做常規心電圖，任何懷疑有心臟問題的人以及體檢（特別是超過 50 歲人的體檢）都需要進行心電圖檢查。

24 小時動態心電圖（Holter 監測）

被檢查者佩戴專門的記錄儀，由記錄儀 24 小時連續記錄心臟在活動和安靜狀態下心電圖的變化。心房顫動患者尤其無症狀的老年患者，做 Holter 容易發現夜間有心跳的長間歇。如果一個長間歇是 2 秒，每分鐘 60 秒，60 除以 2 就是每分鐘最慢心率 30 次；如長間歇為 3 秒，每分鐘最慢心率就是 20 次。這些數字往往會令人焦急、緊張甚至驚恐。

過去長間歇 2 秒、3 秒可能就會被植入起搏器。現在提出房顫患者長間歇大於 5 秒（最慢心率 12 次／分）須植入起搏器。沒有症狀，夜間有長間歇，別盲目被起搏。

運動平板試驗

運動平板試驗是診斷冠心病、評價冠心病病變程度的有效方法。CT 體檢報告常看到一些不同程度的冠狀動脈斑塊。如無症狀，沒有心絞痛，別輕易進行造影和支架；必要時可做平板運動試驗評估。

冠狀動脈造影

冠狀動脈造影是診斷冠心病的金標準，診斷準確客觀。

冠狀動脈 CT 造影

冠狀動脈 CT 造影適合做冠心病的篩查或複查；冠狀動脈 CT 檢查之後不一定需要做冠狀動脈造影，但是有明顯異常的，尤其是左主乾、前降支近段等關鍵部位的明顯異常病變，還是建議做進一步冠狀動脈造影檢查。

超聲心動圖報告單上有時會寫著很多術語，如：二尖瓣輕度關閉不全；三尖瓣輕度關閉不全；主動脈瓣輕度關閉不全等。上述這些情況是正常人可見的正常現象。就像家裡的門關得再嚴也有空氣能透過來，千萬別緊張。

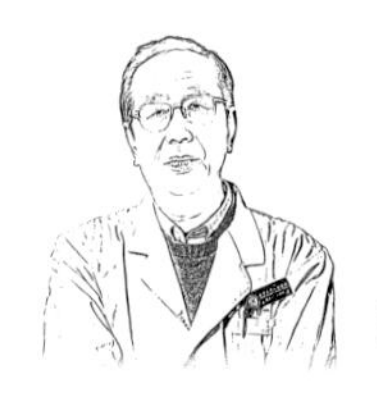

胡大一語錄

現在醫學檢查和化驗技術越來越多，令人眼花繚亂。患者對檢查化驗結果瞭解很少，醫生往往由於忙而不能給以充分解釋。很多與疾病無關的檢查結果，被患者誤認為是大事，導致不必要的焦急甚至驚恐，同時誘導進一步的過度檢查、過度醫療。

血管，人體養料的運輸管道

上腔靜脈
將人體上部的血液
運輸到心臟
肺靜脈
將血液從肺部運
輸到心臟
下腔動脈
將人體下部的血
液運輸到心臟
主動脈
將血液運
送到全身
肺動脈
將血液從
心臟運輸
到肺部

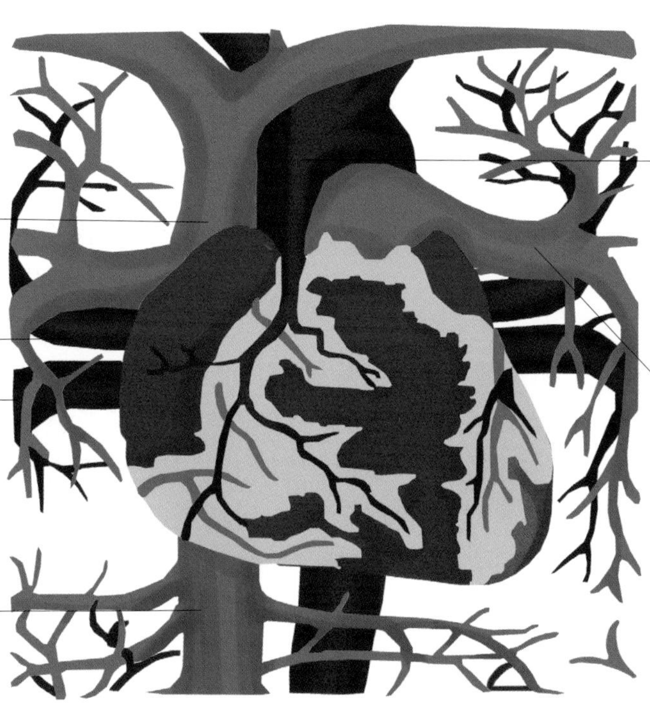

血管中的大、小迴圈和微循環

人體的血液循環系統是由心臟和血管組成的。根據迴圈途徑的不同，可將血液迴圈分為大循環、小迴圈和微循環。

大循環（體循環）

左心室（收縮）→含氧氣和營養物質的動脈血進入主動脈→各級動脈分支→進入毛細血管→氣體和營養物質交換→含二氧化碳和代謝產物的靜脈血→小靜脈→各級靜脈→回流至上、下腔靜脈及冠狀竇→右心房→右心室。

體循環的特點是路程長、流經身體的範圍廣，它主要通過動脈血來滋養全身各組織，然後將其代謝產物經靜脈運回心臟。

小迴圈（肺循環）

右心室（收縮）→含有二氧化碳的靜脈血進入肺動脈→肺動脈各級分支→肺泡壁的毛細血管→血管和肺泡進行氣體交換→含氧飽和的動脈血進入小靜脈→肺各級靜脈→回流至左、右肺靜脈→左心房→左心室→主動脈→全身。

肺循環的特點是路程短，它只通過肺，主要是完成氣體的交換。

微循環

微循環是指微動脈與微靜脈間的血液迴圈，廣泛存在於人體的各個器官組織，是大循環中的一個重要環節。微循環包括血液、淋巴液和組織液在微血管、微淋巴管和組織間的迴圈。它的特點是可以通過直捷通路、迂回通路和動－靜脈短路來實現血液從微動脈到微靜脈的流動，並完成血液和組織液之間的物質交換功能。

血管活多久，人就活多久

看看你的手背，鼓起來的「青筋」是什麼？血管。再摸摸你的手腕，跳動的是什麼？還是血管。你看，血管遍佈你的全身，可謂無處不在。那麼，血管是個什麼器官？扮演的是什麼角色？與我們的健康乃至生命有什麼關係呢？

看看血管的真面目

所謂血管，乃是血液流動的管道，分為動脈血管（如腕部跳動的橈動脈）、靜脈血管（如手背上的「青筋」）和毛細血管 3 種。根據研究人員測算，如果將一個人全身所有的血管一根接一根地聯結起來，大約長達 15 萬公里，足以繞赤道 4 圈！而血液就在這樣龐大的血管網路裡往返流動，迴圈不息，一天 24 小時，其迴圈總里程可達27萬公里左右，相當於繞赤道6圈多一點。除了運輸血液外，血管還提供了兩個重要的健康指數，一是脈搏，二是血壓。

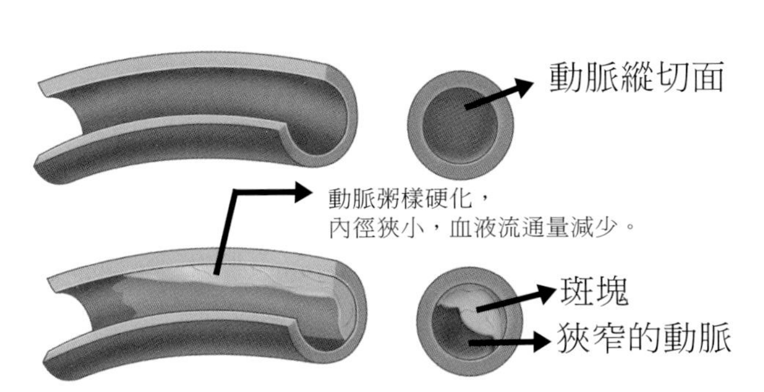

你的血管幾歲了？

1. 情緒壓抑。	7. 爬樓梯胸痛。
2. 過於較真。	8. 手足發涼，有麻木感。
3. 嗜吃泡麵及餅乾、點心。	9. 經常丟三落四。
4. 偏食肉類食品。	10. 親屬中有人死於冠心病或中風。
5. 不願上運動場。	11. 膽固醇或血糖升高。
6. 每天吸煙支數乘以年齡超過 400。	12. 血壓升高。

上表中如果你只符合 1 ～ 4 項，說明你的血管年齡尚屬年輕，應該繼續保持；如果符合 5 ～ 7 項，提示你的血管年齡超過生理年齡 10 歲以上；如果符合 8 ～ 12 項，你的血管年齡將比生理年齡大 20 歲以上。後兩種情況的出現提示，你應該調整生活方式了。

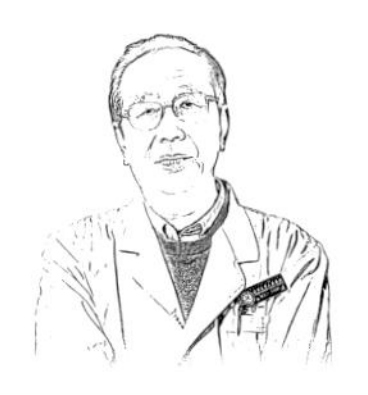

胡大一語錄

心血管醫學領域有一句耳熟能詳的話—「人與動脈同壽」，一個人的動脈有多老，他就有多老。也有人形象地把血管比作「生命的蠟燭」，這些都說明了壽命與血管健康的密切關係。

管好血壓和血脂，遏制心腦血管病

血壓的干預，越早越好

對於血壓的干預，高血壓患者的血壓應控制在 140 ／ 90 毫米汞柱以下，但目前對預後意義更大的收縮壓的控制比較差。

血脂化驗單，先看壞膽固醇

在血脂化驗單上，通常包括「總膽固醇（TC）」、「甘油三酯（TG）」、「高密度脂蛋白膽固醇（HDL － C）」和「低密度脂蛋白膽固醇（LDL － C）」等幾項，大部分的人通常關注前兩項，忽略後面的。事實上，最後一項指標—低密度脂蛋白膽固醇才是最要緊的。全球多項研究結果表明，低密度脂蛋白膽固醇與動脈粥樣硬化的關係最為密切。由於低密度脂蛋白膽固醇可以滲入動脈血管壁中，開啟動脈粥樣硬化的進程，進而引發各種心腦血管疾病，因此被稱為「壞膽固醇」。因此，國內外血脂防治指南中均把降低壞膽固醇作為首要的治療目標。

另外，不同人群根據其心血管風險分層不同，血脂控制的目標值也是不同的。心血管危險因素包括年齡大（男性 45 歲以上，女性 55 歲以上）、吸煙、血脂高、肥胖、冠心病家族史等，危險程度越高，壞膽固醇需要降得越低。具體來說：

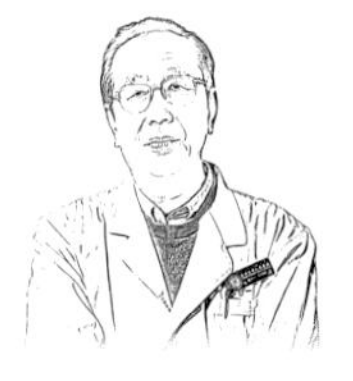

胡大一語錄

一手抓血壓，一手抓血脂，才能遏制心腦血管病高發。

1. 血壓正常且無其他危險因素者屬於低危人群，壞膽固醇低於 4.14 毫莫耳／升即可。

2. 對於有高血壓或有 3 種以上危險因素的中危人群來說，壞膽固醇應降到 3.37 以下。

3. 已有冠心病、中風、糖尿病、慢性腎病等疾病的高危人群，該指標應低於 2.59。

4. 若急性冠脈綜合症正在發作，或者冠心病、中風合併糖尿病，則應將壞膽固醇低於 2.07 作為控制目標。

滿 18 周歲成年人，未服用抗高血壓藥物情況下，收縮壓 ≥ 140mmHg 或舒張壓≥ 90mmHg 即為高血壓。患者既往有高血壓病史，目前已服用降壓藥，即使血壓水準低於 140 ／ 90mmHg，仍是高血壓。

教你 3 步走，讓血管更年輕

遍佈全身的血管猶如家中的自來水管道，用的時間久了，管的內壁就容易結垢、生銹。而一些不好的生活習慣也會加速血管老化。

通過眼睛來判斷血管阻塞的狀況

生活中你可能無法判斷自己血管阻塞的狀況怎樣，但可以通過眼睛來判斷。如果白眼球裡面紅血絲多，基本上可以判斷毛細血管的阻塞率已經很高了，或者有些老年人的臉上佈滿小紅血絲，鼻子上有小蚯蚓似的紅血絲，也表明毛細血管被結團狀態的紅細胞阻塞得非常厲害，這預示著下一步將會出現更多的問題。

從預防動脈粥樣硬化入手

在表面健康的人群中早期、高效、準確地識別出已患亞臨床動脈硬化的個體，是心血管疾病預防決策的重點，也是早期採取生活方式干預的依據。對65歲以上的老年人、冠心病、中風、糖尿病、高血壓、代謝綜合症和高血脂患者，以及具有多種冠心病危險因素的人群，應常規進行動脈硬化早期檢測。

給血管做套操

目前世界上沒有一種藥能有效解決血管彈性的問題，但是我們每個人天生就有一套保持血管彈性的方法。如每晚睡前用冷熱水交替淋浴，熱水溫度為40℃～44℃，冷水溫度為12℃～16℃。淋浴時先冷後熱，交替5～10次，每次持續2～3分鐘，最後以熱水浴結束。這種血管體操可以促進血液迴圈，及時「沖走」血管內的垃圾。另外，大步快走也是一種不錯的心腦血管操，可以增強肌耐力並增強血管彈性。

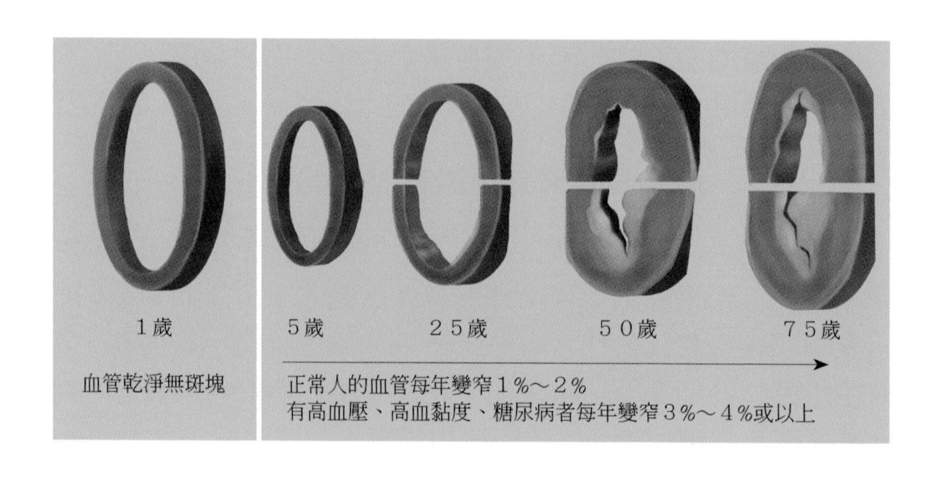

預防心血管病的 4 條防線

中國的《黃帝內經》幾千年前就挑明「上醫治未病」。什麼叫防未然、治未病呢？就是在沒發病的時候就去防病，對多重危險因素在源頭的綜合控制，將我們防病治病的重點從「下游」轉到「上游」，這是一個非常重要的醫學模式 轉換。

第 1 條防線 防發病

一級預防怎樣去做呢？因為很少人只有一個危險因素，往往是吸煙、高血壓、血脂異常、糖尿病、肥胖多種危險因素並存。所以，要結成廣泛的聯盟，築起全面的防線，必須從一級預防下手。

如高危高血壓病人（占 20%），僅靠飲食、鍛煉是不能控制血壓的，必須用藥物干預，而且要特別強調溫和適度的鍛煉；中危的高血壓患者（占 10%），改變生活方式如合理飲食與有氧代謝運動，鍛煉的程度也可多一些；5% 是低危的，即很輕的高血壓病人，可以靠運動、控制危險因素等調整 6 個月，以觀後效。

對於沒有糖尿病的輕度高血壓病患者可以通過改變生活方式、限鹽 6 個月後再決定是否用藥。這裡要特別提醒一句，在血脂異常的干預力度上，糖尿病和冠心病心肌梗塞的危險程度等同（稱等危症），切不可忽視。

第 2 條防線 防事件

發生心肌梗塞、中風等嚴重事件的基礎是「不穩定斑塊」及其破裂後引發的不同程度的血栓，前面說過，半數以上的事件並無先兆而突然發作，目前尚無預測手段。

防事件對於穩定斑塊的患者（見於穩定性心絞痛）而言，有利於保證其斑塊繼續穩定，不向不穩定的方向發展，對於不穩定斑塊的患者（見於不穩定心絞痛或急性心肌梗塞）而言，有利於促使其向穩定轉化，防止發生心肌梗塞及中風。

防事件的核心是兩個「防」，第一是構築一條調脂（他汀）防線，這會使原來穩的更穩，原來不穩的向穩定轉化。他汀類藥物除有降脂作用外，可能具有另外附加的穩定斑塊的作用。

第二是抗栓，最便宜、最有效的百年老藥阿斯匹靈，預防用量75mg 至 80mg，每日 1 次，晚上睡前服用。但在不穩定心絞痛或急性心肌梗塞病發時，第一次阿斯匹靈劑量不應小於 150mg，應將藥片嚼碎服下，以便儘快起作用。「高血壓理想治療」實驗結果表明，在滿意控制血壓的同時，每日服用阿斯匹靈 75mg，可使心肌梗塞的危險率降低 30% 左右，而不增加腦出血的危險，但可能使腦以外的其他部位出血，如胃腸出血增加兩倍。

第 3 條防線 防後果

如果出現了心肌梗塞、中風等嚴重後果，就要考慮如何儘快地、用科學的手段規範地救治病人。無論是溶栓還是介入治療，都要強調時間。時間就是心肌，時間就是生命。作為病人，只要有胸痛就要上醫院以爭取獲救的機會。對於低危險病人，應聯合使用不同的、及時的抗栓藥物；對於高危險病人，應該及早地介入干預，早期使用他汀類藥物。

第 4 條防線 二級預防防復發

對於已經獲救的心肌梗塞或中風的存活者，最重要的是二級預防—防復發。這是再發嚴重心血管事件的極高危人群。一級預防是沒發病時去防病，那麼二級預防就是已發病後防止「二進宮」，即防止第二次復發。已有豐富的臨床實驗證據表明，二級預防的 A、B、C、D、E 防線具有重大意義。

A：1Aspirin（**阿斯匹靈**）；2ACE **抑制劑**（**血管緊張素轉換酶抑制劑**）

B：1 B － blocker（**B －受體阻斷劑**）；2Blood pressure control（**控制血壓**）

C：1Cholesterol Lowing（**降膽固醇**）；2Cigarette quitting（**戒煙**）

D：1Diaetes control（**控制糖尿病**）；2Diet（**合理飲食**）

E：1Exercise（**運動**）；2Education（**病人教育**）

這個性命攸關的二級預防的5個方面，每項有兩個內容，都非常重要，每一位病人都要逐條逐項去做，並持之以恆。這個二級預防提倡「雙有效」，即有效藥物、有效劑量。

現在很大一部分患者都在服用各種各樣「沒有」副作用也作用不確切的無效藥物或無效保健品，還有很大一部分人雖然服用的藥品品種對了，但劑量太小或用的時間不對；再有相當一部分患者第一次發病後經過搶救沒事了，就好了傷疤忘了疼，再也不去看病，也不吃藥了，這很危險；還有的嫌用藥麻煩，吃吃停停，停停吃吃，不但效果不好，而且危險。

需要二級預防的患者應遵循這5條，對自己的病情、病程進行自我管理，不妨建一個健康檔案，每天記記健康日記，探尋自我健康的規律。已患冠心病、中風或做過PTCA或搭橋的患者應定期到醫院或社區複查隨訪，有事報病情，無事報平安，獲取防病的指導。

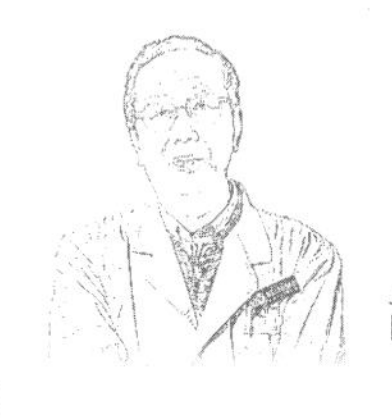

胡大一語錄

心血管疾病的發生和發展有一個系統的過程，吸煙、高血壓、血脂異常、肥胖以及近年來為人們關注的代謝綜合症等危險因素可看作疾病的上游，有時在一個人身上可集中多種危險因素。心血管疾病從危險因素到出現臨床症狀，這中間大概需要幾十年的時間。但遺憾的是，有相當多的病人從來沒有症狀和先兆，突然發生心肌梗塞、中風甚至意外的死亡。

吃什麼食物能降低心臟病風險

小麥

心氣足了心神安

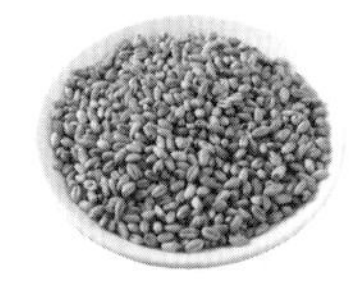

小麥被稱為「五穀之貴」，中醫認為它能養心安神、除煩去躁，對消除女性更年期綜合症、自汗盜汗以及煩躁情緒等有食療作用。

淮小麥養心寧神

淮小麥指的是江淮地區出產的顆粒飽滿的小麥。當心不在焉、悶悶不樂或精神不安時，可取帶皮的全小麥熬粥。現代營養學認為，全穀食物含有豐富的纖維素和多種營養，有助於調節血壓及保持心臟健康。

浮小麥斂汗止汗

浮小麥是乾癟的、放入水裡能漂浮起來的麥子。關於浮小麥斂汗的作用，在古醫典籍中也多有提及。凡體虛多汗（稍一活動就大汗淋漓）、自汗、陰虛盜汗者，可去中藥店買一些浮小麥，再在火上炒一炒，然後碾成粉，每天晚上做成稀飯吃就行了。

甘紅棗湯：養心安神名方

甘草 10 克，淮小麥 30 克，紅棗 30 克。上三味加水適量，小火煎煮。取煎液二次，混勻分 2 ～ 3 次服。本湯出自《金匱要略》，專門治療女性「髒躁症」。髒躁症是指由於人的心血不足而引起的失眠多夢、心悸不安、常打呵欠、悲傷欲哭等一系列症狀。

淮小麥比浮小麥更養心嗎？

中醫裡，淮小麥、浮小麥都可入心經而養心，前者功效上側重於養心益氣；後者功效上側重於止汗。兩者不宜混用。

紅棗 補心強心少不了它

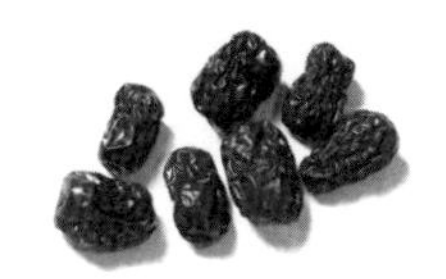

現代醫學表明，紅棗中含有的環磷酸腺苷有擴張冠狀血管的作用，可改善心肌的營養狀況，增強心肌收縮力，有利於心臟的正常活動，對預防心、腦血管疾病都有一定作用。

補氣益血的中藥

紅棗是一味養心補血、健脾益胃的中藥，食療藥膳中常加入紅棗，以補養身體、滋潤氣血。現代研究表明，紅棗對治療血小板減少、非血小板減少性紫癜有一定效果。紅棗的種類比較多，若是要補脾氣進而補氣血，適合選用大紅棗，如新疆的和田紅棗。小紅棗更偏向於補心血，能緩解焦慮、緊張，改善失眠等。紅棗的吃法也有不少，補氣血推薦用棗熬粥，這樣較易吸收，並且粥也有補脾胃（脾胃為氣血生化之源）的功效。

這麼吃安神助眠

紅棗具有鎮靜的作用，可以緩解精神緊張和心中煩亂、失眠及一般更年期綜合症。對於生活在壓力中的現代人來說，加一味紅棗就能安神助眠。晚飯後用紅棗加水煎汁服用，或者與百合煮粥，或者臨睡前飲湯食棗，都能加快入睡。將 10 枚紅棗和少許甘草用水煎好後服用，可以鎮靜安神。

芹菜紅棗湯：康復良方

用芹菜 200 克、紅棗 10 枚，洗淨後加水適量，煎煮 30 分鐘，食芹菜及棗並喝湯。有健脾養心、降壓降脂的功效，可作為高血壓、高血脂及冠心病患者的輔助治療。

紅棗炒黑後泡水喝更好？

沒有在鐵鍋裡炒硬、炒黑的紅棗泡茶喝是無用的，因為外皮包裹住了棗子，營養成分出不來，而經過炒制的紅棗，經開水一泡，表皮都裂開了，裡面的營養成分才會慢慢地滲出來。

核桃 富含保護心臟的 ω-3

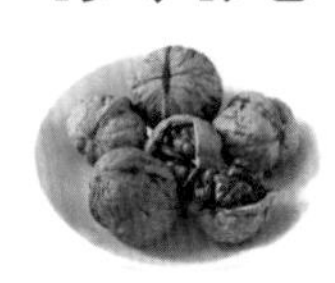

ω-3 屬於一種多元不飽和脂肪酸，可以阻止血液凝聚、減少血管收縮，對心臟和血管非常有益。要想獲得 ω-3 脂肪酸，除了吃深海魚類，還可以吃幾個核桃。

生吃核桃更補充 ω-3

核桃，可以生吃，也可以炒菜、燉粥吃。生吃和熟吃，這兩種吃法的作用是不一樣的，核桃生吃可以補充 ω-3脂肪酸，補腦護心，熟吃可補腎。核桃加熱後溫補腎陽的作用會更強。但加熱後，核桃中的少部分不飽和脂肪酸會被氧化，吃多了會引起血脂升高。

核桃每天吃多少個為宜

因為核桃的植物油含量多，所以每天單獨吃 1 ～ 2 個即可。建議大家選擇紙皮核桃，殼薄仁大，吃起來比較方便。另外，生吃核桃時宜細嚼慢嚥，細嚼慢嚥能補肺益腎。

山核桃比紙皮核桃更營養？

紙皮核桃是普通核桃的「變種」，皮薄仁大，一捏就碎，營養和普通核桃差不多。山核桃也叫小核桃、小胡桃。資料顯示，山核桃中單不飽和脂肪酸的含量要遠高於普通核桃，因此降低壞膽固醇、提高好膽固醇的功效更佳。此外，山核桃中鋅及維生素 A 的含量也更加豐富。

核桃山楂黑豆漿：保護心腦血管

核桃仁 15 克、黑豆 60 克、鮮山楂 25 克冰糖 15 克。黑豆浸泡 8 ～ 12 小時，洗淨；鮮山楂洗淨，去蒂除子，切碎；核桃仁切小塊。將上述食材倒入全自動豆漿機中，加水至上、下水位線之間，按「豆漿」鍵，煮至豆漿機提示豆漿做好，加冰糖攪拌至化開即可。核桃山楂黑豆漿可健腦，降壓降脂。

番茄

天然的血栓溶解劑

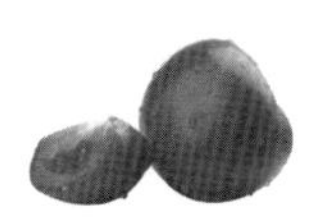

冠狀動脈記憶體在的血栓被視為導致心臟病和中風的重要原因，而番茄含番茄因數（番茄籽周圍的黃色膠狀物質），可使血小板活性降低，有溶解血栓的作用，被稱為天然的血栓溶解劑。

生吃番茄補充維生素C

對於心臟病患者來說，維生素C攝入量不足會加劇發炎症狀，從而導致更嚴重的心臟病發病後果。所以，心臟病患者需要保證足夠的維生素C攝入量。番茄中含有較多的維生素C，由於維生素C不耐熱，生吃番茄不失為補充維生素C的一種好辦法。但尚未成熟的青番茄含有毒素，不宜食用。

熟吃番茄補充茄紅素

番茄中含有茄紅素，茄紅素是一種脂溶性的維生素，經過加熱和油脂烹調後，才更有利於發揮保護心血管、調節血脂、抗癌防癌的作用。由於茄紅素遇光、熱和氧氣容易分解，烹調時應避免長時間高溫加熱，以保留更多的營養成分。做菜時蓋嚴鍋蓋，再稍加些醋，能儘量避免茄紅素被氧氣破壞。

什麼人適合喝番茄汁？

體檢中發現血液黏稠度高、膽固醇高的人，都很適合喝番茄汁。研究發現，每天喝一杯番茄汁（約200毫升），血液黏稠度及壞膽固醇水準都有所降低。

番茄炒蛋：健腦防衰

番茄250克、雞蛋2個。將雞蛋打散攪勻，番茄切塊。鍋置火上，放油燒熱，下蛋液炒至表面焦黃，撈出。鍋中再次放油燒熱，爆香，放入番茄塊翻炒。待番茄出沙，放鹽和炒好的雞蛋，翻炒均勻即可。番茄富含維生素C，而雞蛋缺乏維生素C，這種搭配很有道理。這道菜可以降脂、降血糖、健腦、抗衰老。

菠菜

預防心腦血管疾病

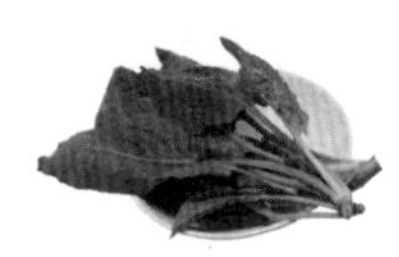

菠菜中富含葉酸，有研究表明，服用葉酸可降低患心臟病的風險。另外，菠菜中富含的葉酸和鐵能夠促進紅細胞的合成，提高血液攜氧量，從而加快血液迴圈，對於心血管疾病有積極的預防作用。

菠菜食用前用水焯一下

菠菜中含有大量的草酸，為了預防形成結石和影響人體對鈣的吸收，烹飪時最好先用沸水焯一下並把水倒掉，以減少草酸含量。不過，焯的時間不宜太長，否則會降低菠菜中維生素的含量。

變著花樣吃菠菜

菠菜的烹飪方法各種各樣，或涼拌或快炒或做湯，還可用菠菜、胡蘿蔔、橘子、荸薺、豆腐乾為原料，佐以果醋、香油和薑，再加上煮蛋做成沙拉食用，既美味又營養。菠菜汁也能加入麵食中（用芹菜汁、菠菜汁和麵，煮熟後的餃子皮就呈淡綠色，如同翡翠），以增加葉酸的攝入量。

保持菠菜中的葉酸有什麼好建議？

葉酸極易在煮沸、加熱的烹調過程中遭到破壞。不加熱時，葉酸的吸收率為 50%，而加熱以後，葉酸會 喪失 80% ～ 90%。所以，可以生吃的蔬菜儘量涼拌生吃。

燙菠菜：護好血管

菠菜 250 克洗乾淨，放入沸水中焯燙 1 分鐘，撈出，瀝乾；鍋置火上，放油燒熱，放入菠菜，加鹽炒 1 分鐘，關火，盛盤成。本菜補充大量抗氧化劑，可預防心腦血管病。

苦瓜

降心火，除煩躁

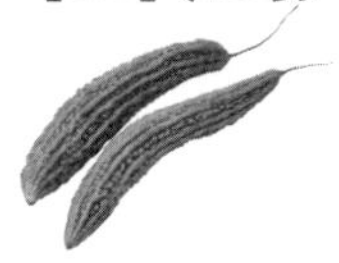

從中醫的角度來看，「苦入心」，有些上火疾病蓋源於「心火」，如心火熾盛常表現為心煩、失眠、口渴、便秘、尿黃等；若心火上升可出現面紅、齒齦腫痛等症狀。中醫認為，經常食用苦瓜可起到降泄心火的作用，對心臟是有益的。

苦瓜怎麼吃有營養

苦瓜所含的維生素 C 及維生素 B_1，對改善心肌功能有效果。苦瓜涼拌著吃，其維生素成分不易被破壞，更有益於健康。也可喝苦瓜汁，即用刨絲器將苦瓜擦碎，用濾茶網或紗布在杯中擠出苦瓜汁，加入半杯水，如果怕太苦，可以加入檸檬汁調節口味。

什麼人不宜多吃苦瓜

如果不是心火亢盛的病人，而屬於中醫脾胃虛弱症候的患者（一個簡單的辨法即可判斷，如果自己平時消化功能不好，或是舌質顏色淡白，或是脈搏比較微弱），就不宜多吃苦瓜。過多食用，可能因為其苦寒的特性，傷及心臟和脾胃功能。

苦瓜天天吃好嗎？

苦養心，過苦傷心。所以，苦瓜不可吃太多，沒必要天天吃，並且最好搭配辛味的食物（如辣椒、薑等），這樣可避免苦味入心，有助於補益肺氣。

雙耳熗苦瓜：夏天養心菜

水發木耳、水發銀耳各 50 克、苦瓜條 100 克、鹽各 2 克。銀耳和木耳小朵入沸水中焯透，撈出；取盤，放入木耳、銀耳和苦瓜條，加鹽拌勻。油鍋燒熱，關火，淋在盤上拌勻即可。可清熱解毒、抗癌、降血糖。

燕麥

對付冠心病身手不凡

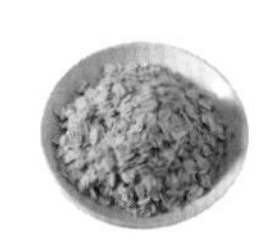

燕麥中富含水溶性膳食纖維，能降低血中膽固醇含量，還有助於調節血壓。國外一份研究結果表明，每天食用全麥食物可以幫助預防心力衰竭，燕麥對冠心病患者更是有益。

燕麥產品，哪種更健康

燕麥分國外種植較多的皮燕麥和國內傳統種植的裸燕麥（俗稱莜麥）兩大類型。將整粒燕麥直接用刀一切兩半，或者切成四半，就是燕麥碎。研究發現，這樣的燕麥碎沒有磨掉外皮，富含 β- 葡聚糖，對預防心血管疾病、控制血糖和血脂的效果很好，非常適合三高人士。

燕麥這麼吃預防心腦血管病

在食用燕麥時，最好再同時吃一些葡萄乾、蘋果以及蜂蜜等食品，這樣既能夠增添一些風味，又能添加一些營養素，更增強了心臟的功能。

另外，由於很多人吃不慣純燕麥片的口感，建議用它與大米混在一起煮粥，可以很方便地配合牛奶、雞蛋或豆製品一起食用，能很好地發揮降膽固醇的功效。

燕麥片是煮好還是沖好？

從健康角度來說，自己煮的更好一些。因為煮的燕麥片可以提供最大的飽腹感，血糖上升速度較慢。一些速食純燕麥片只要一兩分鐘加熱即可。

燕麥米飯：護心控糖

燕麥米較粗糙，煮飯時跟大米是好搭檔。有實驗證明，做米飯時，加上 20% 的燕麥米，飯後 5 分鐘的血糖上升值只有吃純大米飯時的一半，而且加燕麥米後，米飯更有嚼頭、更甜。燕麥米最好先泡一會兒再煮，口感更好。也可以在大米飯里加部分燕麥片一起煮，也有延緩餐後血糖升高的作用。

山楂 抗心率失常，防心衰

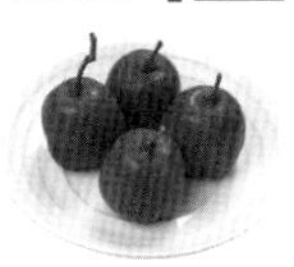

研究發現，山楂能擴張冠狀動脈，增加冠脈流量，降低心肌耗氧量，同時又增加心肌收縮力和心臟輸出血量，減慢心率。

怎麼吃山楂更好

新鮮山楂可當成零食吃，乾山楂泡水或煮成湯喝。如果老人能在飯前半小時左右喝一杯山楂汁，消食健胃、活血化瘀的效果會更好。

注意，山楂不宜與海鮮同食。海鮮多指海味，常見的有海魚、海蝦、海蟹、蜆、蛤蜊、牡蠣等。因為海鮮富含蛋白質和鈣、鐵等營養物質，如果與含有較多鞣酸的水果如山楂、柿子等同吃，會結合形成不易消化吸收的物質，影響蛋白質和鈣、鐵的吸收。

不宜吃山楂的人

山楂可促進胃酸的分泌，因此不宜空腹吃，胃病患者尤其要注意，特別是胃潰瘍、十二指腸潰瘍患者均不宜食用，胃動力差者也不宜多吃。

這些作用緩慢而持久，對患有心肌梗塞、心力衰竭等病的患者很有利。

炒山楂比生山楂更養心？

山楂中的黃酮類成分對心血管有顯著的保護作用，其總黃酮類成分含量在炮製過程中隨受熱時間的延長、溫度的升高而呈下降趨勢。生山楂中黃酮類成分能得到很好的保留，有擴張血管、降血壓、降血脂等作用，很適合高血壓、肥胖症、脂肪肝患者食用；炒山楂對黃酮類成分無明顯影響（保留約 80%），有機酸稍有減量，可緩和對胃的刺激。

綠茶 有效抑制血管老化

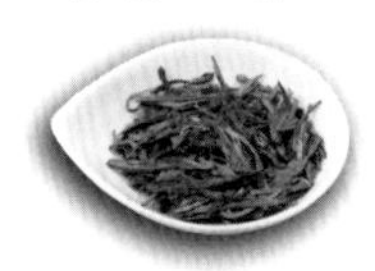

綠茶富含茶多酚。研究發現，茶多酚可以降低血液中膽固醇和甘油三酯的含量，並可增強血管的柔韌性和彈性，從而淨化血液，抑制血管老化。

沖泡綠茶溫不宜太高

每天飲 1 杯綠茶對心臟大有裨益。由於綠茶中的茶多酚及維生素 C 不耐高溫，不可用剛燒開的沸水沖泡，溫水沖泡更能發揮其保健功能。一般來說，沖泡綠茶的水溫以 80℃～ 85℃為宜。實際操作的話，在水燒沸後，冷卻 3 分鐘後開泡比較適宜。

綠茶不宜空腹喝

空腹喝茶可稀釋胃液、降低消化功能，致使茶葉中不良成分大量入血，引發頭暈、心慌、四肢舉動無力等症狀。

飯後不宜喝綠茶

綠茶中雖含茶多酚、維生素 C 等抗氧化劑，但也含有大量鞣酸，鞣酸能與食物中的鐵元素發生反應，生成難以溶解的新物質，時間一長引起人體缺鐵，甚至誘發貧血症。正確的方法是，餐後一小時再喝茶。

綠茶粥：緩解消化不良

綠茶 10 克、大米 50 克、白糖少許。取綠茶，先煮取濃汁約 1000 毫升；去茶葉，在茶葉濃汁中加入大米、白糖，再加入水 400 毫升左右，同煮為稀粥。能夠和胃消積，緩解胃脘脹悶和消化不良等。

喝越貴的茶越好嗎？

茶的價格由品質和級別決定，老百姓其實沒必要買高檔茶，購買的時候重品質、輕級別。有些級別高的茶採摘嫩芽時間太早、太嫩，而茶的一部分營養恰是在莖裡，有些便宜的茶養生效果更佳。

常吃能讓血管清淨暢通的食物

玉米 減少膽固醇的沉積

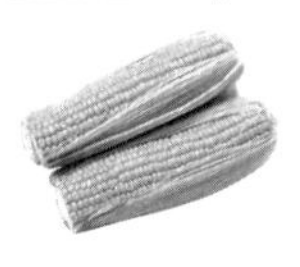

玉米富含脂肪，其脂肪中的不飽和脂肪酸，特別是亞油酸的含量高達 60% 以上，有助於人體脂肪及膽固醇的正常代謝，可以減少膽固醇在血管中的沉積，從而軟化動脈血管。

玉米怎麼吃更有營養

吃玉米最好選擇蒸煮食用，這樣可最大限度地激發其抗氧化活性，有利於心血管疾病患者的健康。另外，吃玉米時，應把玉米粒的胚芽全部吃進，因為維生素 E（可防止血液凝固）等許多營養都集中在那裡。

玉米配豆腐營養更全面

玉米屬於粗糧，不宜作為長期食用的唯一主食，而應該與其他細糧搭配食用，營養才更好吸收。如玉米中富含硫氨酸，但缺乏豆腐中的賴氨酸和絲氨酸，兩者一起吃，營養吸收率可大大提高。用玉米當主食，再加上一道豆腐菜，就是很不錯的正餐選擇，可有效預防心血管病。

煮玉米時應帶著皮嗎？

煮玉米時最好剝掉玉米最外側的厚皮，留下最內層的兩層薄皮，同時將玉米鬚子清理乾淨，這樣可以保留一種獨特的玉米清香，且更易煮熟。一般玉米煮 8 分鐘左右即可。

玉米鬚茶飲：調養慢性病

玉米鬚 30 克、山藥 30 克、枸杞 20 克，開水沖泡，代茶飲，每日一劑。本茶飲能調養多種慢性病，如糖尿病、高血壓、肝炎、膽囊炎、腎炎等。

蘋果

防止動脈粥樣硬化

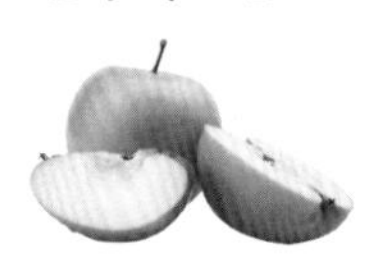

蘋果中富含多糖果酸及類黃酮、鉀及維生素 E 和維生素 C 等營養成分，可使積蓄體內的脂肪分解，對推遲和預防動脈粥樣硬化發作有明顯作用。另外，蘋果中的膳食纖維可在腸道中與膽酸結合，從而促進血液中的膽固醇向膽酸轉化，起到降低膽固醇的效果。

蘋果生吃熟吃各有所長

蘋果一般都是生吃，因為生吃蘋果能夠很好地保護其水溶性維生素及膳食纖維。如蘋果中富含的果膠是一種水溶性膳食纖維，能降低膽固醇。另外，蘋果皮富含果膠、維生素 C 等，蘋果最好清洗乾淨（可用鹽來搓洗）後帶皮一起吃。

熟吃蘋果也有益處，可防治嘴唇生熱瘡、齒齦發炎、便秘等疾病，還有降血糖、抑制自由基、抗氧化等功效。熟吃的方法是：將蘋果連皮切成六至八瓣，放入冷水鍋內煮，待水開後，將蘋果取出，連皮吃下。

一個蘋果至少要吃 10 分鐘

吃蘋果一定要細嚼慢嚥，一個蘋果至少要吃 10 分鐘，這樣不僅利於消化，更重要的是對口腔衛生和減少疾病大有好處。研究表明，吃一個蘋果後，口腔內的細菌將減少 90%。

喝蘋果汁也能防心臟病嗎？

可以。因為蘋果汁中的抗氧化劑有利於心臟的健康運轉，所以咀嚼功能衰退的老人，完全可以喝蘋果原汁代替吃蘋果。喝蘋果汁時，最好連蘋果渣一起喝。因為混濁蘋果汁中的多酚量比清蘋果汁中更高，而多酚是抵抗腫瘤和抑制血壓上升的高手。

西芹蘋果汁：降壓降脂

西芹 50 克、蘋果 150 克，蜂蜜適量。西芹洗淨，去葉，切小段；蘋果除子，切丁。將上述食材放入果汁機中，加入適量飲用水攪打，打好後調入蜂蜜即可。此果汁能降壓降脂，還能通便。

杏仁 預防血小板凝結

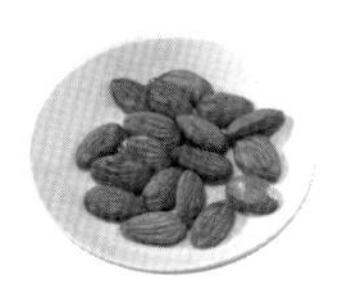

最新研究成果顯示，膽固醇水準正常或稍高的人，可以用杏仁取代其飲食中營養密度（單位熱量食物中的營養素含量）低的食品，達到降低血液膽固醇並保持心臟健康的目的。

保護心臟，降血壓

杏仁能預防血小板凝結。研究發現，即使每週只吃一次堅果，也能減少 1 ／ 4 患心臟病的風險，其中特別推薦杏仁。杏仁的不飽和脂肪酸含量極為豐富，能調節血脂，降低膽固醇，預防和治療冠心病等缺血性心臟病。

吃杏仁別光『直接吃』

甜杏仁除了當作零食直接吃外，還可以用攪拌機打成碎粒，早餐時在粥裡撒上一小把，或調入優酪乳、果汁中。也可將杏仁磨成粉狀，拌入沙拉、菜中，不但增加口感，也能充分吸收營養。

苦杏仁與甜杏仁有什麼區別嗎？

杏仁有苦杏仁與甜杏仁之分，苦杏仁多藥用（止咳，治療咳嗽多痰），有小毒；甜杏仁多做零食（富含油脂，潤腸通便）。從外觀上看，甜杏仁較大，表面是淡黃棕色，左右對稱，味微甜；苦杏仁較小，表面是紅棕色，左右不對稱，味微苦。

杏仁雪梨湯：保護心肺

取杏仁 10 克、雪梨 1 個，放入鍋內，隔水燉 1 小時，然後用適量冰糖調味，吃雪梨喝湯。本湯具有清熱、鎮靜神經、清熱潤肺、化痰平喘等功效，對於高血壓、心臟病、口渴便秘、乾咳或口乾咽燥、頭暈目眩、失眠多夢患者有良好的輔助療效。本湯還可用來抗霾，也適用於秋燥時節飲用。

山藥

保護心血管的「小人參」

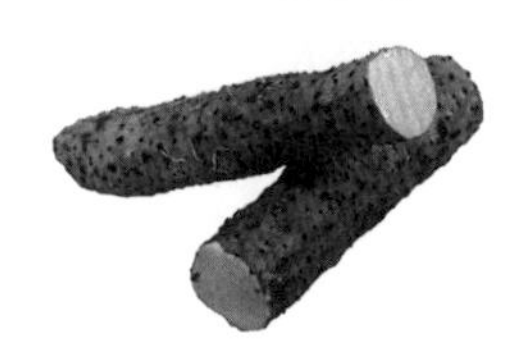

山藥既可作主食，又可作蔬菜，營養豐富，自古以來就被視為物美價廉的補虛佳品，有「小人參」之美譽。山藥的最大特點是含有大量的黏蛋白。黏蛋白是一種多糖蛋白質的混合物，對人體具有特殊的保健作用，能防止脂肪沉積在心血管上，保持血管彈性，阻止動脈粥樣硬化過早發生。

吃山藥護心有訣竅

山藥最好是蒸著吃。一般可用鮮山藥100克，洗淨後蒸30分鐘，去皮食用。還可將山藥60克研粉備用；將黃耆30克煮汁300毫升，去渣，加入山藥粉攪拌成粥食用，有強心、改善心肌血液供應的作用。不過，山藥屬於高澱粉食物，含碳水化合物較高，不宜作為蔬菜大量食用。如需適當食用，應減少主食量。或者將山藥和米飯按4：1的比例替換。

山藥不能亂用

1. 山藥能助濕，體內濕氣盛的人不宜單獨用山藥，可以搭配去濕的藥。

2. 山藥有收斂作用，因此大便秘結的人不要用，尤其是老年人。

3. 對山藥過敏的人忌食山藥。

新鮮山藥一定要煮熟煮透嗎？

新鮮山藥一定要煮熟煮透，因為山藥中含有一種鹼性物質，在高溫下才能被破壞，如果沒熟透，食用後可能會引起不適。

黃耆山藥飯：降壓控糖

懷山藥（指產于河南懷慶府的山藥）50克、黃耆10克、大米100克左右。將懷山藥、黃耆和大米洗乾淨以後，裝進一個小碗裡，再加入適量的清水，上鍋用中火蒸20分鐘左右即可。現代醫學認為，黃耆有提高人體免疫力、強心、擴張血管、降壓、雙向調節血糖、改善血液迴圈等多種作用。

黑木耳「天然抗凝劑」

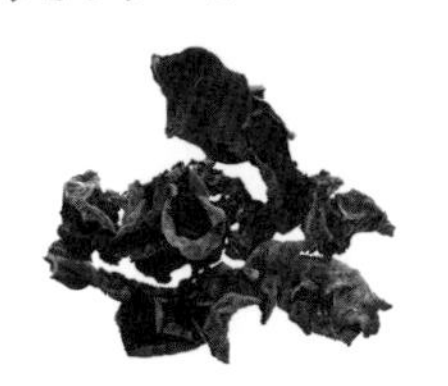

黑木耳含有較多的膠質樣活性物質，這種物質能明顯縮短凝血時間，起到疏通血管、防止血栓形成的作用。由於黑木耳具有獨特的止血和活血雙向調節作用，所以又有「天然抗凝劑」之美稱，對防治冠心病和心腦血管病十分有益。

黑木耳降血脂怎麼吃好

談到吃法，多用黑木耳與蔬菜搭配，炒、煮、煨、燉均可，還有一種吃法就是生拌，用芥末油、鹽、醋拌好後放冰箱冷藏，連續吃 1 個月，降脂效果明顯。

食用黑木耳的注意事項

在食用黑木耳的時候一定要注意，乾木耳烹調之前宜用溫水泡發，泡發後仍然緊縮在一起的部分不宜吃。鮮木耳含有毒素不可食用。

黑木耳有活血抗凝的作用，有出血性疾病的老年人不宜食用。

黑木耳用溫水還是冷水泡發？

泡發黑木耳最好用溫水，溫水會縮短泡發時間，減少黑木耳被細菌污染的機會。一般只需 2 ～ 3 個小時就可將黑木耳泡發好。

爽口木耳：降脂控糖

水發黑木耳 100 克去蒂，洗淨，撕小片；黃瓜 100 克洗淨，切塊；紅辣椒 2 個洗淨，切絲。鍋內放水煮沸，放入洗好的黑木耳汆燙一下、撈出、沖涼、瀝水。將黑木耳片、黃瓜塊、紅辣椒絲放入容器中，加入鹽、香油、白糖、醋拌勻即可。這道菜可降低血脂，有助於控糖。

海帶

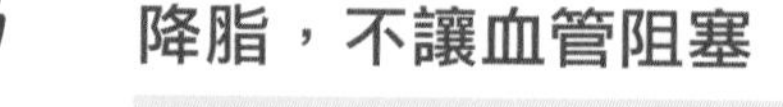

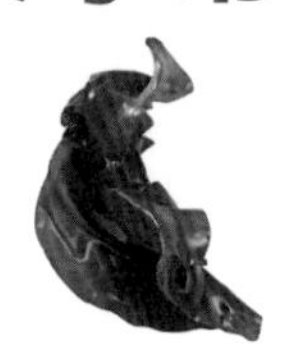

海帶中含有豐富的岩藻多糖、昆布素，這類物質均有類似肝素的活性，既能防止血栓又能降膽固醇、脂蛋白，抑制動脈粥樣硬化。另外，海帶富含鈣，鈣可直接影響心肌、血管的伸縮性和興奮性，對防治高血壓很有好處。

乾海帶，挑帶白霜的

乾海帶表面的白色粉末結晶物質不是鹽，而是甘露醇。甘露醇具有一定的保健作用，在醫藥上是良好的利尿劑，同時還有抗癌抗菌功效。不僅如此，甘露醇還有降低顱內壓、眼內壓、減肥的作用。因此在選擇時，乾海帶更安全一些。除了儘量挑乾一點的、表面有白色粉末結晶物的及顏色黑灰色的外，還要選擇葉塊比較整齊，厚度比較均勻的。

海帶不宜長久浸泡

海帶食用之前不要長時間浸泡。越是脆、軟、滑、黏的海帶，含有的水溶性膳食纖維越多，越能防止血栓，預防動脈硬化，保護血管。一般來說浸泡 6 小時左右就行了，因為浸泡時間過長，海帶中的水溶性維生素、碘、甘露醇等營養物質也會溶解于水，營養價值就會降低。如果海帶經水浸泡後像煮爛了一樣沒有韌性，說明已經變質不能再食用。

海帶越綠越好嗎？

正常的海帶是深褐色，經醃制或曬乾後，具有自然墨綠色或深綠色，並不是顏色越綠越好。

海帶燉豆腐：防止動脈硬化

豆腐 150 克切成塊，先焯一下水，去掉豆腥味；海帶 100 克洗淨，切成片。油鍋燒熱，爆香薑，下海帶炒，加少量生抽，然後加水，最後把豆腐下鍋。水開後加鹽、胡椒粉，蓋上鍋蓋大火燉 20 分鐘左右即可。這道菜能抑制脂肪的吸收，降低膽固醇，防止動脈硬化。

黑芝麻 維持血管的彈性

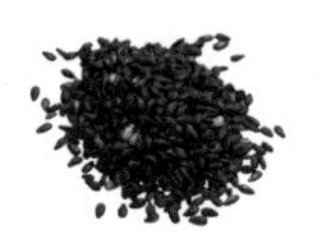

黑芝麻含有豐富的維生素 E，對維持血管壁的彈性作用巨大。另外，其中含有豐富的 α-亞麻酸，也能起到降低血壓、防止血栓形成的作用。

黑芝麻拌薯絲：消除血中膽固醇

準備地瓜、胡蘿蔔各 100 克，熟黑芝麻 1 勺。地瓜、胡蘿蔔分別去皮、洗淨、切絲；將地瓜絲和胡蘿蔔絲分別放入沸水中焯燙至熟，撈出瀝乾水分，混合放入容器內，加調料拌勻，撒上黑芝麻即可。這道菜能補充鐵和維生素 E，活化腦細胞，減少膽固醇在血管中的沉積，從而軟化動脈血管。

黑芝麻破殼吃更營養

由於黑芝麻的營養成分藏在種子裡，因此必須破殼吃才有效。建議先炒一下，使其爆開，或是將黑芝麻打磨成粉食用。黑芝麻也可以直接撒在涼菜和蒸菜裡吃。

食用黑芝麻有禁忌

黑芝麻含油脂較多，有潤腸通便的作用，腹瀉者、慢性腸炎患者慎食。

黑芝麻搭配海帶效果好

黑芝麻適合與海帶同食：黑芝麻能改善血液迴圈，降低膽固醇，海帶能淨化血液，促進甲狀腺素的合成。二者同食，護血管、抗衰老的效果更好。

每天 2 勺黑芝麻醬能補鈣？

黑芝麻醬既能補腎益精，又含有比牛奶還多的鈣，每天吃 2 勺就夠了。黑芝麻在炒熟的過程中，其鈣質等營養成分釋放更多，也更易被人體吸收，100 克芝麻醬中含鈣量高達 1300 多毫克，很適合補鈣。芝麻醬的吃法就更多了，可以蘸麵包饅頭，還可以做調料拌料。

茄子

毛細血管的「修理工」

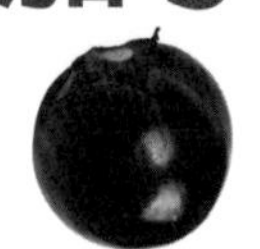

茄子富含的維生素P是一種黃酮類化合物，有軟化血管的作用，還可增強血管的彈性，降低毛細血管通透性，防止毛細血管破裂，對防止小血管出血有一定作用。此外，茄子所含的皂 能降低膽固醇，它跟維生素P協同，成為心血管病患者的佳餚。

茄子宜清蒸

慢性病患者吃茄子，宜採用蒸或者煮的烹飪方法，最好是蒸茄子。燒茄子因加熱溫度較高，時間長、油膩、維生素C損失大，不宜多吃，即使想要吃燒茄子，最好將茄子先蒸幾分鐘。

茄子宜帶皮吃

茄子的維生素P含量最多的部位是紫色表皮與肉質連接處，很多人吃茄子時會削皮，結果把大部分維生素P都削掉了。因此，茄子最好連皮吃。

手術前一星期最好別吃茄子

茄子性寒滑，脾胃虛寒、容易腹瀉的人不宜多吃。還有研究表明，手術病人在術前一星期最好不食用茄子，因為其中的一種物質會拖延病人的甦醒時間，影響病人康復速度。

實在想吃炒茄子？怎麼辦？

茄子在炒或燒的過程中很容易吸油，造成人體攝入油脂過多。建議炒茄子時先不放油，用小火炒至水分變乾、茄肉變軟之後，再用油燒制。

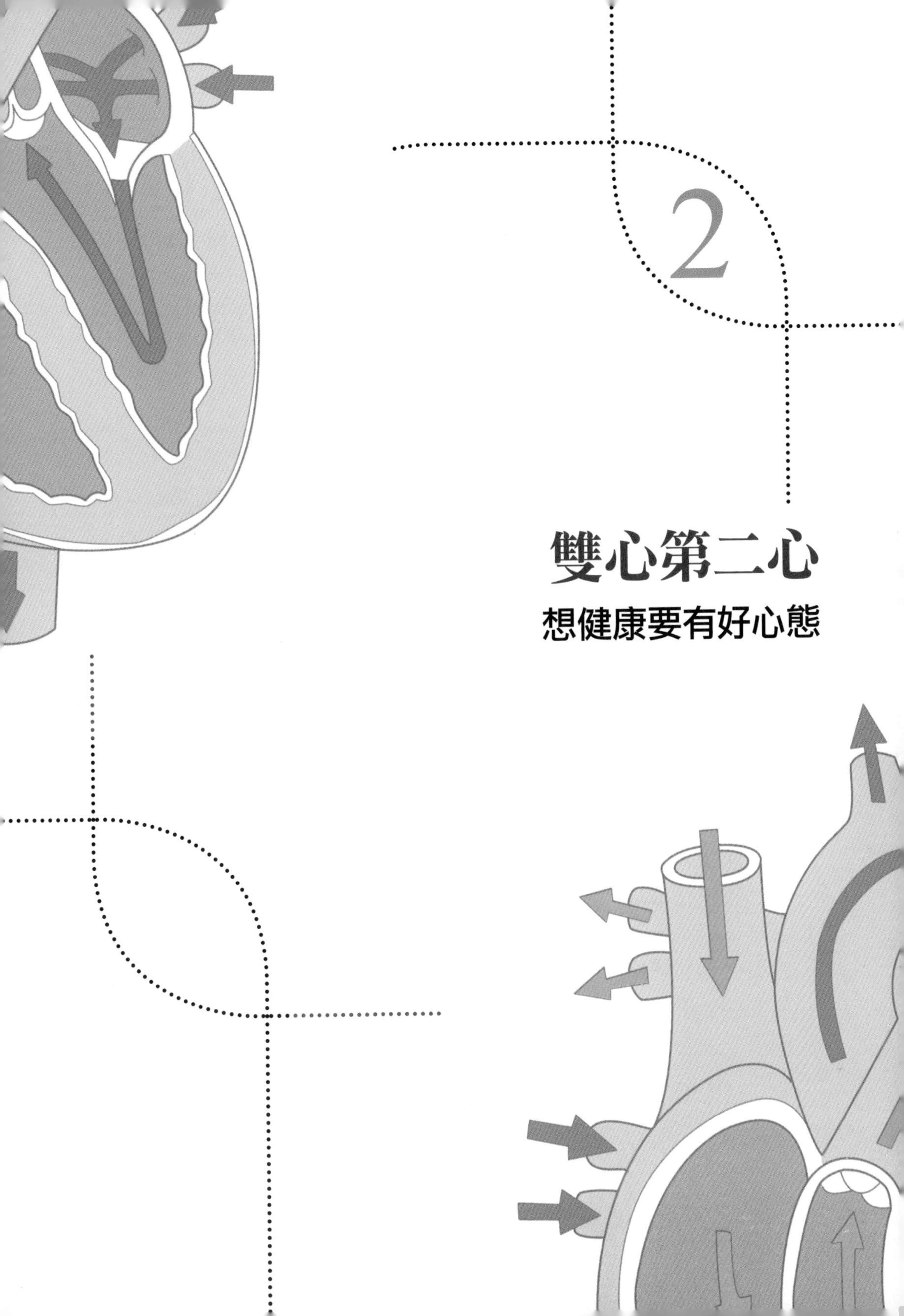

2

雙心第二心

想健康要有好心態

「心事」別太重，心跳才能慢下來

健康長壽是人類追求的夢想，但你是否知道，心跳正常與否、快還是慢，會直接與壽命長短相關？研究發現，人一生中心臟大約要跳 25 億至 30 億次，減慢心跳並控制心跳正常，不僅有助於減少心血管疾病，還有助於延長壽命。

若想壽命長，心跳慢而常

壽命長短與心跳快慢有關

1. 動物壽命長短與心跳快慢有關，老鼠每分鐘心跳 300 ～ 500 下，壽命只有 1 ～ 2 年，而烏龜每分鐘心跳只有 6 ～ 10 次，正常可活上百年。

2. 人類想長壽，控制心跳與血壓一樣重要，且要調整好心態，避免生氣發怒引起心率過快。

你的心跳正常嗎？

怎樣獲得自己的靜息心率呢？需要在清醒、安靜、沒有入睡的情況下測量。如果靜息心率大於每分鐘 70 次，說明需要開始注意了。如果做完家事或者散步、慢跑以後，心率增加大於每分鐘20次，就更應格外注意自己的心率問題，及時到醫院就醫了。

心跳增快，後果很嚴重

發現心率是否增快、隨時注意觀察心率變化的目的是什麼呢？近年來，大量資料證實：慢性心率增快是心血管病的獨立危險因素。在引發心血管病的多種危險因素中，僅次於吸煙而位於第二位。國外的前沿研究顯示：心率加快的患者普遍比心率正常的人血壓高；同時慢性心率加快也能引起血糖升高、胰島素抵抗，最終形成糖尿病；可以使體重、紅血球數量、三酸甘油酯、膽固醇等幾方面指標提高，從而增加血液黏稠度。

你的心率正常嗎？

靜息心率	＞ 80 bpm 考慮治療 ＞ 85 bpm 干預治療
中等量運動後心率	增加＞ 20 bpm 需治療

釋放「壓力點」，讓身體平穩

壓力一直被認為是現代人精神不濟、慢病纏身的禍首之一。據研究，人體有 4 個常見「壓力點」，最容易被壓力侵害。

1. **大腦**

受壓表現：易疲勞，易老癡

解壓要點：消除肌肉的緊張與身體的疲勞可以適當放鬆心情，從而阻斷大腦釋放刺激壓力產生的神經化學物質。另外，微笑會刺激大腦回路，多結交愛笑的朋友、看看搞笑視頻、編織衣物等也有放鬆效果。

2. **頸部、頭部、背部**

受壓表現：酸痛痙攣等

解壓要點：感到頭、頸、背肌肉緊繃時，嘗試 5 ～ 10 次深呼吸，試著緩慢轉動頭頸部、活動腰部，並輕輕按摩肌肉發緊的部位。

3. **交感神經系統**

受壓表現：免疫力低下

解壓要點：運動是應對這類壓力的最佳方法。每週進行 5 次、每次 30 分鐘的有氧鍛煉如快走、騎車、游泳等，能有效地增強免疫力。其次，每工作 1 小時不妨休息 5 分鐘，伸展身體、喝喝茶、聽聽音樂等。

4. **乳腺**

受壓表現：當心癌變

解壓要點：及時釋放和發洩壓力，保持心情愉快，是對乳房最及時的保護。擺臂散步、慢跑、游泳、跳舞等有氧運動有助於預防乳腺癌，對乳腺癌患者的康復也有幫助。

心太累了，也該歇歇了

想要掙脫緊張的束縛？這裡有很多種放鬆的方法可供選擇。你不需要使用所有這些方法，但起碼利用一個星期的時間進行實踐，選擇出最適合的一種或幾種方法，並每天實踐 1 ～ 2 次。千萬記住，在你感到緊張的時候使用這些方法自我調節。

讓笑成為習慣

「笑」被譽為「生活的良方」、「靈魂的安慰劑」和「心靈的慢跑」。「笑」是舒緩緊張情緒的最好方法。

開懷大笑作用於肺、心臟，使大腦釋放促進快樂的化學成分，使肌肉得到放鬆。即便是微笑，已經足夠沖走消極的想法和緊張的情緒了。

購置一個活潑幽默的桌曆，欣賞戲劇或者小丑表演，觀察寵物的滑稽動作……，讓「笑」成為習慣！

深呼吸

假如你感到緊張時的反應是呼吸急促，那麼深呼吸是適合的方式。另外，深呼吸還是熟練運用其他放鬆技巧的基礎，並且可以在任何時間和地點應用。

舒服地坐下或平躺，把手放在胃上，緩慢地深深吸氣，仿佛吸入的氣體進入了腹腔，小腹也要鼓起來了，整個腹腔好像一個被吹起來的氣球，並保持幾秒鐘不要把氣呼出。

呼氣的時候一定要慢，並使氣體從嘴中呼出，撅起的嘴可以幫助你控制呼氣的速度，如同慢洩氣的氣球。

漸進式放鬆

你是否曾經過於緊張，以至於無法令自己放鬆，儘管你很努力地嘗試，卻忘了平日放鬆時的感受。漸進式放鬆就是針對這種時刻的最好方法。它分為 3 個步驟，是一個先使肌肉收緊然後再放鬆的過程。人們可通過充分體會這兩種狀態下的不同感受，重新感知自己的身體。

第一步，緊握拳頭，感覺手部肌肉的緊張。保持這一動作幾秒鐘。

第二步，鬆開拳頭。注意體會緊張感的消失，你是如何感到自己的手比剛才輕了，前臂也可能比剛才輕了。

第三步，比較收緊和放鬆時的不同感受。當你握拳時，是否手在抖動；而鬆開拳頭時，你的手是否感到發熱和刺痛？

將以上 3 個步驟運用於身體的其他部位：面部、頸部、胳膊、胸、腹部、背、腿和腳。

擺脱疑神疑鬼，心神自寧

任何人都可能有不同程度的猜忌心，但在有些老年人身上卻更為突出。他們對小輩、鄰居、朋友、熟人的態度、言行往往十分注意和敏感，部分老年人經常捕風捉影，胡亂猜疑，不但影響了家庭和睦，還損害到自身的健康。

為什麼會出現疑神疑鬼

首先，不少老年人退休後無所事事，閑得無聊，於是整日心事重重，而一旦遇到一些不如意的生活小事後，就會亂發脾氣，心理就會煩躁不安。

其次，一些老年人喜歡沒病找病、對號入座，結果使本已比較脆弱的心理更加脆弱。如有的老人在一段時間裡心理特別不正常，經常疑神疑鬼，說自己這也不舒服那也不舒服，老是懷疑自己得了癌症等嚴重的疾病。

首先要正視自己

正視自己心理異常的可能性，弄清楚可能出現的病理、生理原因，以及異常的表現和趨向，自我克制，自我糾正，遇事三思。

學會自我寬慰

生老病死是自然規律、人之常情。我們不能決定自己生命的長度，但我們可以決定生命的寬度，我們可以活得更加充實。老年人要儘量使自己的注意力從體內轉向體外，從家庭轉向社會，包括參加適當的體育鍛煉和從事一定的體力勞動，以加強社會交往，增強人際關係，擴大自己的活動範圍，發展自己的興趣愛好。

「話療」少不得

家中的成員分別上班、上學之後，老人就成了「孤家寡人」，常有失落感、孤獨感，難免亂想、疑神疑鬼。此時若邀上幾位知己朋友，海闊天空地「聊」上一陣子，老人的精神狀態可大為改觀，還能預防老年癡呆及腦中風。當然，要多聊些好事、樂事，聊的時間也不宜過長。

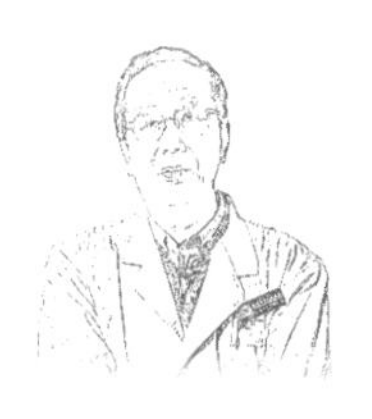

胡大一語錄

外在的高危因素容易改，但有些致病因素未必一眼可見。比如焦慮、抑鬱、多疑猜忌、驚恐等負面情緒，對健康的危害不亞于吸煙、高膽固醇飲食，由此導致的高血壓、冠心病等也為數不少。同時，它還會增加心律失常、血管痙攣的風險，甚至誘發猝死、危及生命。

緩解緊張和壓力，調整身心

聆聽內心的聲音

無論你意識到了沒有，我們的心聲（頭腦中的「自言自語」）都直接影響著我們與身外世界的交流，其中也包括我們的緊張程度。

做出你的選擇

睿智地分析問題，平靜地接受現實，勇敢地面對改變，確信自己能主宰自己的生活。樂觀的生活態度使人們更加健康。尤其要記得，即使不能控制事態的發展，至少能夠控制自己的反應，這將在很大程度上改善我們處理事件的能力和效果。

思維替換

利用一個星期的時間，傾聽自己內心的聲音，讓頭腦中的想法躍然紙上，然後用正面積極的思維方式取代頭腦中固有的負面消極想法。

溝通方式

學習傾聽自己的心聲只是戰役的一半，另一半是如何與他人溝通。當與別人產生分歧時，你是否感到急躁、憂慮、挫敗，以至於血壓上升？

學習判斷有效和無效的交流方式，可以說明我們清楚表達自己的意圖，減輕談話雙方的壓力，用尊重自己也尊重他人的方式交流，然後自信地面對每一天。

壓力緩衝器

高壓、緊張等負面情緒，會造成自主神經功能紊亂，一是會誘發心律失常，二是會導致血管痙攣，從而增加血栓形成的風險，甚至誘發心肌梗塞。一些中青年企業家、白領若發生猝死，常常有心理因素。

工作中的減壓法

1. 注意休息，午餐時間走出辦公室，計畫好的休假最好不要耽擱了。

2. 在需要的時候尋求幫助。

3. 合理安排時間，確定什麼事情應該優先處理。

4. 關注自己的成績，不要只看到任務的完成情況。

重要性評估

問題 1：你認為生活中最重要的是什麼？

問題 2：你花費最多時間在做什麼？

問題 3： 你是否花費最多時間在做自己認為的最重要的事情？

右側是一個評估表，請確定你的精力是如何分配在生活中每一個領域的，用高、中、低 3 個等級評估這些領域的重要性。

同樣用高、中、低 3 個等級評估自己希望這些領域在生活中佔據的地位。切記，生活掌握在自己手裡。

生活中最重要的事物評估表

生活選項	精力投放（實際的重要性）	心中的重要性
例：鍛煉	低	中
家庭		
朋友		
對自己至關重要的人		
獨處		
娛樂		
愛好		
工作		
道德觀的維護		
其他		

睡得好，心情也好

睡眠品質也在很大程度上影響著情緒，把握好睡眠時間和睡眠規律有助於保持良好的心態。每晚按時上床睡覺是恢復生機的最好方式。睡前不要喝含咖啡因或酒精的飲料，進行鍛煉的時間也不宜過晚。如果可能，培養自己睡午覺的習慣。

睡好「子午覺」

一般說來，成年人每天需睡 7 ～ 8 個小時。要想提高睡眠品質，最重要的是要睡「子午覺」。子時是晚 23 時至淩晨 1 時，此時陰氣最盛，陽氣衰弱；午時是中午 11 時至下午 13 時，此時陽氣最盛，陰氣衰弱。中醫認為，子時和午時都是陰陽交替之時，也是人體經氣「合陰」與「合陽」的時候，睡好子午覺，有利於人體養陰和養陽。

1. 睡前刷牙

睡前刷牙可使口腔清新，更有助於睡眠。

2. 睡前梳頭

睡前梳頭，可疏通頭部血流，緩解壓力和疲勞，使人早入夢鄉。

3. 睡前洗腳

睡前用熱水洗腳，可以給人溫暖的外環境，彌補體溫下降帶來的不適，催人入眠。

4. 睡前通風

睡前稍開一會兒窗戶，使室內空氣新鮮，有助於睡得香甜。

5. 喝杯熱牛奶

牛奶有鎮定安神的作用，睡前 1 小時喝杯熱牛奶，有助於睡眠。

學會冥想，讓身心慢下來

如果你認可「望梅止渴」的原理，那麼你就知道「冥想」是如何發揮作用的了。就像瑜伽課程最後的放鬆一樣，通過暗示自己感覺肢體發熱和沉重，同樣可以使身體得到放鬆。學會跟隨自己的思想！

第一步

舒服地坐下或平躺，衣著要寬鬆，閉上雙眼，然後試著清空思緒。

第二步

將思想集中在胳膊上，反覆對自己說:「我的胳膊很熱、很沉。」直到你真的覺得它們很熱、很沉。

將第二個步驟應用於身體的其他部位（面部、頸部、手、胸、腹部、背、腿和腳），直到全身得到放鬆。

治病先治心，人才有好命

笑口常開防心病

研究證實，笑能降血壓；笑 1 分鐘可以起到划船 10 分鐘的效果；笑可以刺激人體分泌多巴胺，使人產生歡愉感。美國白宮的保健醫生曾給布希開過一個健康秘方：「話療」，每星期至少與家人交流 15 個小時以上；夫妻之間每天至少交流兩個小時，包括共進晚餐或是午餐。

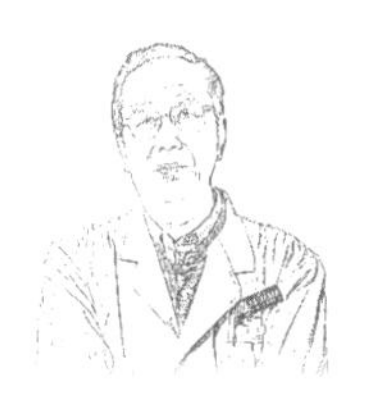

胡大一語錄

去除壞心情三部曲：緩衝、稀釋、淡化。心情不好也會傷害心臟，如果遇到壞心情，我會分幾步驟，先是緩衝一下，不去立刻面對這個事情，讓時間去稀釋這些不愉快的回憶，然後，把剩下還殘存在記憶中的不愉快淡化掉，這樣，壞心情就不太會傷害我的心臟了。

心情不好對血管健康不利

精神抑鬱、焦慮，很容易導致機體內部的交感神經—腎上腺系統和下丘腦—垂體—腎上腺軸同時被啟動，會導致大量皮質激素產生，繼而使血管系統承受巨大壓力，若長時間得不到緩解，容易引發血管疾病。

大笑能夠增加血管彈性

研究表明，大笑 1 分鐘，可以牽動 13 塊肌肉，全身可放鬆 47 分鐘，使機體產生內啡肽。內啡肽是一種天然的鎮靜劑、麻醉劑、快樂劑，如果每天笑 3 次，每次 3 ～ 4 分鐘，長期堅持能增強血管彈性。

捧腹大笑 15 秒 = 服用他汀藥

研究發現，大笑（不是淺淺的微笑）持續約 15 秒鐘以上，越發自內心，對於血管的正面因素就越多、越持久。除了刺激大腦釋放內啡肽，還能促使一氧化氮釋放，幫助擴張血管，減少膽固醇沉積。

朋友是「不老丹」

老人長期獨處會造成巨大的社會心理壓力，甚至有可能引起內分泌紊亂和免疫功能下降。即使是退休的老年人，也不要總待在家裡，要努力擴大生活圈子，多和老朋友聚聚，並試著主動向鄰居們問好。

廣交朋友，樂天安命

很多退休後的老人，心理上會出現不同程度的改變，萌發孤獨、自卑、空虛、抑鬱等不良情緒，嚴重的甚至會產生悲觀厭世想法，對死亡的擔憂和恐懼也日益增加。

要想過「樂天安命，怡然自得」的幸福晚年，老人應當用樂觀開朗的情緒，積極發現並尋找老年生活的快樂。可以發揮自己的興趣和特長，主動參與一些社區事務，如保安等，找到「寶刀未老」的成就感。平時多和親戚朋友走動走動，說說彼此的新鮮事，還可以多和年輕人交朋友。

交友三技巧

1. **要真誠**：交朋友要「重情誼、輕利益」，千萬不可玩心機、耍滑頭。朋友間要平等，不能只交「有用的人」或將朋友分「檔次」。

2. **善經營**：友誼需要經營，要花時間和精力維護。週末相約喝喝茶、聊聊近況，節日裡送點小禮物等，都會讓友誼保鮮。

3. **多讚揚**：生活中，有人對你微笑，你也會朝他微笑。給彼此一個笑臉，稱讚一句，都有助於拉近人際關係。

「詩藥」也能抗病

對悠悠中華詩國來說，「詩藥」治病不是陌生的事。最早見於西漢淮陰才子、著名辭賦家、官居弘農都尉的枚乘的名賦《七發》。記敘了吳客不是用「藥石針刺灸療」，而是採用「要言妙道」，即用精深的言辭、美妙的哲理詩賦來治病，終於使「楚太子據幾而起，海然汗出，霍然病癒」。

詩能解除抑鬱

據英國權威報紙《泰晤士報》披露：1882 年英國著名醫生西摩．布利曾用《愛的深化》詩集為「詩藥」處方，讓病人盡情朗誦，結果治癒了多例抑鬱症病人。

詩能消除陰影

據美國《紐約時報》記載：1959 年，美國婦女馬茜．辛普森思患乳腺癌，手術後，遵照醫生開的「詩藥」處方，堅持吟詩療疾，並學會寫詩，以此來消除癌魔造成的對身心的陰影，一年後，果然得到了康復。

詩能增強「禦敵」能力

在詩歌盛行的義大利，會寫詩的竟有百余萬人，他們以詩言志、言情、助興、消愁、治病。凡是到過義大利的人，就會發現，當你走進書店，就可以買到如藥品一樣裝潢的「詩藥盒」，上面有標明經國家醫療衛生部門核准的字型大小及「主治」、「禁忌」、「日服量」等字樣，盒內裝的是印刷十分講究的精美詩篇。

吟詠詩賦能陶冶人的心靈與情操。朗誦詩不僅能增加肺活量，而且能令人「忘我地」進入角色，使大腦與相關的神經敏感度大大提高，加快血液迴圈，促使體內新陳代謝更加旺盛。所以說詩藥，可激發腦細胞，促進其分泌對人體有利的激素，增強「禦敵」能力，從而達到祛病健身的目的。

樂觀是免疫劑

在生活中，不少人發現自己很容易生病，那是因為免疫力低下所造成的。如何提高免疫力呢？除了在飲食方面做出調整之外，心態也很重要。保持樂觀的心態就可以增強免疫力。

好心態也是治病良藥

有這樣一個故事：一位年逾六旬的美國老人 6 年前被診斷為胃癌晚期，大夫告訴他最長還能活半年。他給自己做了個別致的骨灰盒，然後帶著骨灰盒在老伴的陪伴下去旅行。他囑咐老伴要是他死在旅途中，就將他就地火化，把骨灰盒帶回家就行了。3 個多月的時間他們幾乎游遍了全美各大知名景區，老人心情愉快，精神放鬆，食欲大增。6 個月過去了，老人的身體反而更強壯了，死神離他越來越遠了。

諺語說：「心態好，長壽一法寶。」這位老人身患絕症，竟然還有那麼好的心態，真是難能可貴。由此可見，心態好還是治病之良藥。

好情緒讓免疫力起飛

研究發現，平和樂觀的心境可增強人體的免疫力。很多研究都表明，積極樂觀的人身心更健康，死於心血管疾病的概率更低，肺部功能也更健全。那麼，人們該如何保持樂觀的態度呢？下面的方法不妨一試。

1. 每晚抽出一點時間，坐下來回想一天中成功的、積極的和快樂的事情。

2. 堅定信心過好每一天，不沉湎於往事，不過於擔心未來。

3. 學會積極地思考，積極地面對人生。

腫瘤喜歡壞情緒

我們知道每個人體內都有原癌基因，都有可能得癌症，但為什麼大多數人不會得？人體有一群「健康衛士」叫淋巴細胞，其中有50億是特別能戰鬥可以抗癌的細胞。

有研究顯示，免疫細胞裡的50億個「抗癌戰士」往往被我們的精神狀態所影響，發現腫瘤細胞後，人體的NK細胞（自然殺傷細胞）就會向腫瘤細胞靠攏，5分鐘之內將其殺死。殺死一個癌細胞需要5～10個NK細胞。但當一個人經常情緒低落、生氣抑鬱時，NK細胞功能就會受到抑制。據測試，情緒經常低落的人，其NK細胞活性能力會降低20%以上。

難怪在腫瘤病人身上，醫生大多可以發現一種被稱作「癌症性格」的致病因素，如孤僻、多疑、抑鬱、好生悶氣、沉默寡言、鬱鬱寡歡、狹隘嫉妒、急躁易怒等不良情緒，這些都是癌細胞產生和發展最有效的媒介。因此，從抵抗腫瘤這個角度來看，保持良好的情緒是非常重要的。

遠離抑鬱這個隱形殺手

抑鬱症在老年人中較為普遍，據不完全統計，在60～70歲的老年人中，抑鬱症的發病率約占50%。

如何識別老年抑鬱

要識別老年抑鬱症並不困難，只要發現老年人具有持續2周以上的抑鬱、悲觀、焦慮情緒，並伴有下面6項症狀中的任何4項症狀者，都可能是老年抑鬱症。

緩解抑鬱之行動

大聲喊叫：不要勉強壓抑自己的感情，可以選擇一個沒有人在的地方，通過大喊大叫來發洩自己的不滿情緒。喊過以後你會感到心裡特別痛快。也可通過嚎啕大哭，將消極情緒宣洩出來。

傾訴：當你感到情緒低落時，可採取傾訴的方式來進行緩解。

有些時候，即使是在淩晨 4 點，你也可以向最親密的朋友或家人傾訴煩惱，他們的臂膀可以放心倚靠；有些時候，你可能會需要專業人員—專職律師、心理諮詢師的支持，幫助你用合理和無偏見的方式來梳理你的感情。

撫摸寵物：寵物身上有一種獨特的魅力，牠可以使人在面對牠的時候忘卻一切煩惱。調查顯示，養寵物的人群中患高血壓的比例要比不養寵物的人群小。假使你自己不能養寵物，也可以親近那些需要照顧寵物的人或者定期參觀動物園、寵物商店。另外照顧植物也能獲得同樣的助益。

老年抑鬱症狀

對日常生活喪失興趣，無愉快感。

動作明顯緩慢，焦慮不安。

精力明顯減退，無原因的持續疲乏感。

思維遲緩或自覺思維能力明顯下降。

反覆出現自殺念頭或行為。

自我評價過低、自責或有內疚感。

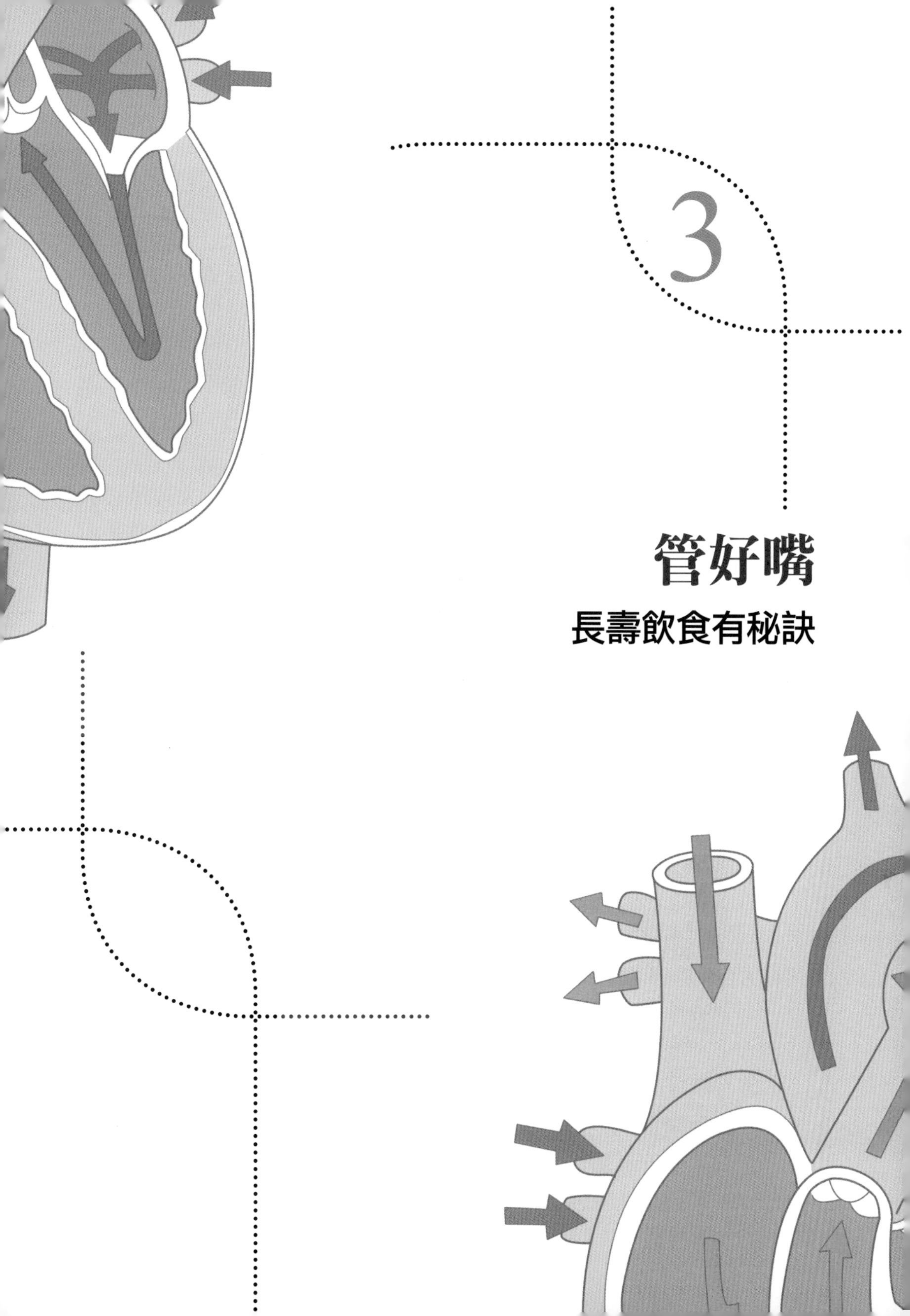

3

管好嘴

長壽飲食有秘訣

牢記於心的飲食要訣

攝入膳食纖維：調脂降血糖護腸道

腸胃疾病、冠心病、糖尿病、肥胖等目前已經成了生活中常見的慢性疾病，以往我們總認為，這是因為我們在飲食上吃得太精細，高熱量、高脂肪的食物吃得太多了。但其實，還有一個重要的原因被忽視了，那就是我們的飲食中，膳食纖維攝入嚴重不足。一些國家食物標籤上甚至寫著：「膳食纖維能降低心血管疾病風險」。

膳食纖維有兩種

膳食纖維主要存在於蔬菜、水果、豆類和穀物中，尤其是它們的皮中。膳食纖維對其他營養素起著調節作用，主要成分為非澱粉多糖類，又分為可溶性膳食纖維和不溶性膳食纖維。可溶性膳食纖維主要包括果膠、樹膠和 β- 葡聚糖，可降低血中膽固醇，控制餐後血糖的上升。而不溶性膳食纖維能起到促進腸胃蠕動的作用，減少大腸癌的發生。

簡單判斷膳食纖維的攝入量

500 克蔬菜 ➡ 10 克膳食纖維

250 克水果 ➡ 5 克膳食纖維

一天補充膳食纖維的量：主食中添加 1/3 的粗雜糧 +400 ～ 500 克的蔬菜 (一半以上的葉菜)+100 ～ 200 克水果 +50 克豆製品

每天攝入多少膳食纖維合適

一般推薦的膳食纖維攝入量為 20 ～ 30 克／天。建議在每天的膳食中添加燕麥片、蕎麥小米等粗糧，以及海帶、蒟蒻和新鮮蔬果等富含纖維的食物。注意以下幾點對健康很有益：

1. 選擇全穀、全麥食物做早點。
2. 用部分粗糧替代精細米麵，但吃粗糧也不能超出總量。
3. 每天膳食中可添加豆類食物，如紅豆、綠豆、菜豆、豆腐等。

4. 每天必須吃青菜，特別是青菜的葉和莖。

需要特別提醒的是，胃腸功能差、消化不良的人攝入膳食纖維需謹慎，以免加重病情。

膳食纖維供給標準的「五個一」

每日攝入：一兩粗糧，一兩燕麥片，一兩豆類製品，一斤蔬菜（綠葉菜為主），一兩克的蒟蒻粉。

補充植物固醇：降低「壞」膽固醇

植物固醇是植物中的一種活性成分，對人體健康有很多益處。研究發現，植物固醇有降低血液膽固醇、預防前列腺癌及乳腺癌、抗氧化和調節免疫等作用。

植物固醇是膽固醇的天然剋星

植物固醇主要來源於植物油、堅果、種子、豆類，少量存在于穀類、蔬菜、水果中，主要成分為穀固醇、豆固醇和麥角固醇等。國內外研究表明，植物固醇能有效地降低高血脂患者血液中的「壞」膽固醇—低密度脂蛋白膽固醇的含量，而不影響血液中的「好」膽固醇—高密度脂蛋白膽固醇的含量，對高血脂患者有很好的降脂效果。據統計，膳食中，植物固醇攝入量越多，罹患心臟病和其他慢性病的危險性就越低。

每天攝入多少植物固醇

一般推薦每日植物固醇攝入量為 2 克。

1. **植物油**

植物油中植物固醇含量最高，是膳食中植物固醇的一個重要來源。以常見的植物油為例，每 100 克大豆油中植物固醇的含量約為 300 毫克，花生油中的含量約為 250 毫克，玉米胚芽油中的含量高達 1000 毫克以上。

攝入建議：每天植物油攝入量以 25 克為宜。建議大家吃油的品種應盡可能多元化，不要太單一。

如果將每天 25 克的花生油換成玉米胚芽油，則可以在攝入熱量不變的情況下，多攝入植物固醇 180 毫克。

2. **豆類**

豆類中的植物固醇含量比穀類高，黃豆、黑豆和青豆中的植物固醇含量都較高。豆腐是最常見的豆製品，每 100 克豆腐中的植物固醇含量平均達 30 毫克。

攝入建議：平時多攝入豆類製品。

每天喝一杯豆漿（250 毫升），可提供約 20 毫克植物固醇。

3. **穀類**

在穀類食物中，麵粉中植物固醇的含量遠高於大米，每 100 克小麥麵粉中的植物固醇含量平均為 59 毫克。加工越精細，植物固醇含量越低，即全麥粉 > 標準粉 > 富強粉 > 餃子粉。

攝入建議：以大米為主食地區的居民，每日三餐中至少有一餐應改為麵食類，如麵條、饅頭等。

雜糧如薏仁、紫米、蕎麥、小米、玉米等的植物固醇含量較高，每 100 克中的含量平均在 60 毫克以上。

吃蔬果能防癌防衰

全球 30 多個國家、100 多個專家流行病學統計的結果顯示，多吃蔬果能夠有效預防癌症，尤其是肺癌的發生。蔬果裡面含有很多抗癌成分，這些成分可以通過分子靶點的調控來控制癌細胞的成長，引導癌細胞向良性轉化，促進它的凋亡，抑制其增長，被稱作「21 世紀的維生素」。另外，蔬果中含有的膳食纖維、維生素 C、鉀、鎂、葉酸等營養物質，能降低患冠心病和中風的風險。

吃蔬果要當「好色之徒」

不同的食物顏色，其實與營養價值有關。所以，哪一種顏色的蔬果都不能少。建議最好是各種顏色的蔬果都常常攝入，每週吃的蔬果，顏色最好像彩虹一樣多（彩虹原則），而且顏色越深，其營養保健價值越高。

彩虹蔬果原則

顏色	食材	效果
紅色	番茄、粉紅色葡萄柚和西瓜、茄子、紅辣椒、紅紫葡萄、草莓、紅蘋果、紅棗、梅子等	預防前列腺癌及心臟、肺臟疾病，延緩細胞老化，預防血管阻塞
橘色	胡蘿蔔、芒果、甘薯、甜瓜等	可以保護皮膚免受射線傷害
黃綠色	菠菜、玉米、青豌豆、哈密瓜等	預防白內障和皮膚變質
綠色	花椰菜、捲心菜、萵筍、空心菜、油菜、青蘋果、奇異果等	調節人體許多生理功能，提高免疫力，預防肝癌、淋巴癌
白色	白菜、白蘿蔔、洋蔥、冬瓜、菜花、蓮藕、山藥、梨等	預防胃癌、結直腸癌、口腔癌、乳腺癌等，保護心肺
黑色	桑葚、黑棗、黑葡萄等	清除體內自由基、延緩衰老

蔬菜每天吃 500 克

中國營養學會建議每天吃 300 ～ 500 克蔬菜。為了保證抗癌功效，蔬菜每天要吃夠 500 克，從品種上來說，一天最好吃 5 種以上蔬菜。綠色蔬菜應當在總蔬菜攝入中占一半，也就是說，桌上如果有兩樣蔬菜，最好有一樣是深綠葉蔬菜，如菠菜、油菜、空心菜之類。

另外一半應該是各種淺色蔬菜，如白菜、洋蔥、白蘿蔔、菜花之類的白色食物。研究發現，白色食物也有很好的防癌作用。

水果每天至少吃 200 克

《中國居民膳食指南（2016）》建議每天吃 200 ～ 400 克水果，基本上一個大的富士蘋果就能滿足。吃時應選擇不同種類的新鮮水果，儘量減少果乾、濃縮果汁的攝入。因為加工後的果乾、果汁對營養素有不同程度的損耗，還含有大量糖分，容易增加肥胖的風險。建議在兩頓飯之間，選擇 2 ～ 3 種新鮮水果切成片，搭配著吃最好。

蔬果玩組合配比，學會彩虹飲食

只要平時常吃常換，且均在 5 種以上，並進行科學配比和加工，就很容易滿足「彩虹原則」了。

招數 1 同種蔬菜混合炒

把烹炒時間相同、口味相似或互補的蔬菜同炒，可使混合後的蔬菜色澤鮮豔，且富含多種營養素及防癌活性物質，鮮嫩清淡、美味可口。

招數 2 新鮮蔬菜拼冷盆

只需將原料洗淨用開水稍燙後鋪在大盤子裡，再配置一些蘸料就可以了。這種做法極大限度地保存了蔬菜原有的營養素及其天然活性成分。

防癌抗衰蔬果皮，不宜丟棄

蘋果皮：蘋果皮萃取物中的一些有效成分，能抑制自由基的過氧化作用，從而對抗衰老，防治腫瘤、心臟病等慢性疾病。

葡萄皮：葡萄皮中含有高效抗癌物質—白藜蘆醇，還可以降血脂、抗血栓。

茄子皮：有研究發現茄子皮抗癌活性很強。

番茄皮：含有的茄紅素能防治心血管疾病，預防癌症。

控制總熱量，低熱量能增壽

節制進食量，是一個很有效的延年措施。英國《每日郵報》曾報導，要想長壽，運動、減肥或吃一些所謂的神奇藥片，都遠不如「吃少點」來得簡單有效。高代謝率是過早死亡的一大風險因素（代謝率高的人，消耗熱量的速度快）。研究發現，嚴格執行低熱量飲食的日本，壽命明顯高於全球平均水準。

如何做到食不過量

定時定量進餐：可避免過度饑餓而引起的飽食中樞反應遲鈍，進而導致進食過量。吃飯宜細嚼慢嚥，避免進食過快，無意中過量進食。

蔬果你吃夠量了嗎？

吃蔬果可以防癌、防衰老，但又有幾個人能堅持每天吃足夠多的蔬果呢？建議慢性病人群每天 7 份（5 份蔬菜 +2 份水果），成年健康人群每天 9 份（5 份蔬菜 +4 份水果或 7 份蔬菜 +2 份水果）。

一份蔬菜的量	每 100 克蔬菜為一份，從數量上説，每 100 克生的蔬菜做熟後，大概相當於一個網球大小的量。
一份水果的量	以一個中型水果為一份，葡萄、桂圓等小水果以 13 粒為一份，草莓以 6 顆為一份。但是在份數上不要太拘泥，掌握一個大致的限度即可。

分餐制：不論在家還是在外用餐，都提倡分餐制，根據個人的生理條件和身體活動量，進行標準化配餐和定量分配。

每頓少吃一兩口：堅持每頓少吃一兩口，對預防熱量攝入過多而引起超重和肥胖有重要作用。

減少高熱量食品的攝入：學會看食品標籤上的「營養成分表」，瞭解食品的熱量，少選擇高脂肪、高糖分的高熱量食品。比如，拿起薯條、泡麵、夾心餅乾等包裝，閱讀標籤，上面的數字可以清楚告訴你，它們都屬於高熱量食品。

減少在外用餐：在外用餐或聚餐時，菜品種類繁多，用餐時間長，會不自覺增加食物的攝入量，導致進食過量。

飯前吃蔬果：可以飯前半小時吃點蔬菜或水果，如黃瓜、蘋果等，但是胃不好的人要注意（因為這類人群飯前吃蔬果，會影響食物的消化，引起胃部不適）。

合理分配三餐，控制熱量攝入

一日三餐中的食物最好可以做到食物多樣且種類齊全，但是如何分配則是控制總熱量的關鍵。如果晚餐分配過多，或者食物安排不當，更容易將攝入的熱量儲存，造成肥胖。因此，三餐的合理安排是重中之重。

三餐的供熱比與飲食結構

1. **早餐：一餐食物所提供的熱量應占一天總熱量的** 30%

早餐食物應做到多樣化，搭配要合理。如果早餐中有穀類、蛋、奶、肉、蔬菜、水果，則說明營養充足，中午也不會因為過於饑餓而大吃特吃，晚餐也能得到相應的控制。如果只包含了其中 3 種，則比較充足；如果只包含了其中 2 種，則要增加品種了。

2. **午餐：午餐承上啟下，所以供熱比是一天中最高的，應達到** 40%

午餐應粗細搭配、葷素搭配，保證一葷一素（綠葉菜）一菌一湯。可在白米中放一把糙米、燕麥、紅豆或綠豆等（全穀物占 1／3）來烹製米飯。提醒上班族，在外用餐時，高油、高鹽問題必須引起重視。另外，馬鈴薯、地瓜、芋頭等薯類含碳水化合物和膳食纖維較高，可以和主食交換著吃。

3. **晚餐：晚餐食物所提供的熱量應占一天總熱量的** 30%

晚餐後活動量明顯減少，所以不宜吃得過飽。主食上不妨搭配點小米、玉米、地瓜等粗糧。而且還要素一點，多攝入一些新鮮蔬菜，比如小白菜、嫩菜心、茄子、黃瓜等，做法上建議涼拌或快炒，減少油的攝入。

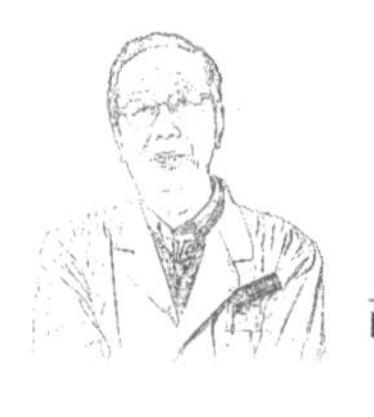

胡大一語錄

「管住嘴」是很難的一件事，但我們可以逐步實現管住嘴，我自己的做法是，喜歡吃的只吃一半，不想吃的就乾脆不吃。這樣，我的食物攝取量就減少了很多，既保護了心臟，也沒有太虧待自己的嘴。

注意食量與消耗的平衡

人體應維持進食量與熱量消耗之間的平衡。簡單來說，身體活動的消耗量應占總熱量的15%以上。成人每日攝入總熱量在1600～2400大卡時，15%大約是240～360大卡。一般來說，每天日常家務和職業活動等消耗熱量相當於2000步左右（消耗熱量約80大卡），主動性身體活動至少應40分鐘，相當於年輕女性每天快步走6000步（5.4～6.0公里／小時）的運動量，熱量消耗總計大約在300大卡左右。年齡超過60歲的女性完成6000步的時間可以略長些。

如何判斷飲食是否過量

一看舌頭：飲食過量的人，睡覺時往往會流口水，舌頭在夜間會發生輕微的腫脹。早晨醒來後用鏡子照一照舌頭，看一看是否有腫脹的現象。

二試手感：早晨起床，在還沒有進行運動之前，如果雙手握拳感到吃力並且發脹，則是因為前一天晚餐吃得過多，細胞吸收了多餘的營養，還沒有完全消耗的緣故。

三查口感：飲食過量，特別是油膩食物吃多了，腸胃負擔過重，會口乾。覺得自己的腰圍正在日漸增粗，也是這一階段飲食過量的表現。

每頓八分飽，老了記性好

現代醫學證明，經常飽食，尤其是暴食暴飲，不僅影響腸胃功能，引起消化不良，導致胃炎、胰腺炎，還會使體內脂肪過剩，血脂增高，引起動脈粥樣硬化等疾患。另外，過量進食後，腸胃血液增多，大腦供血被迫減少，長期下去還會導致記憶力下降、思維遲鈍、大腦早衰。八成飽，確實是重要的養生之道。

只吃八分飽，老了記性好

義大利最新研究發現人一旦上了年紀，就不得不面對記憶力減退的問題。《美國科學院院報》刊登了義大利的一項最新研究成果表明，少吃點有助於提高記憶力，這對於老年人同樣適用。這項新研究首次表明減少飲食量與防治腦力退化或衰老之間存在關聯性。同時，這項研究也更好地解釋了日本沖繩島居民的長壽秘笈。眾所周知，沖繩島居民中百歲老人在人口中的比例位居全球前列，而這裡最盛行的飲食原則就是「八分飽」。

八分飽從細嚼慢嚥做起

把握好吃飯的時間，最好在感到有點兒餓時開始吃飯，而且每餐在固定時間吃，這樣可避免太餓後吃得又多又快。

吃飯至少保證 20 分鐘，這是因為從吃飯開始，經過 20 分鐘後，大腦才會接收到吃飽的信號。每口飯都要咀嚼 30 次以上，咀嚼運動能促使唾液分泌，促進食物的消化與吸收。

如何做到八成飽

第一，啟動要慢，菜一上桌別吃得太猛，以至於 3 道菜就吃飽了，等第七、第八道菜上來，覺得想吃再吃幾口，八成飽肯定沒希望了，這就是說吃飯時要控制節奏。

成人每天身體活動量相當於快步走 6000 步的活動	
太極拳	60 分鐘
瑜伽	60 分鐘
快走或慢跑	40 分鐘
騎車	40 分鐘
游泳	30 分鐘
網球	30 分鐘

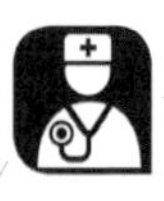

醫生不說你不知道

體重變化是判斷一段時期內熱量平衡與否的最簡便易行的指標。家裡準備一個電子體重秤，經常稱一下早晨空腹時的體重。注意體重變化，隨時調整食物的攝入量和身體運動量。

第二，要有選擇地吃，不喜歡吃的堅決不吃，喜歡吃的留有餘地，四喜丸子喜歡吃，兩個吃下去，飽了，這就不行。最後是整體找齊，菜全上完了，這時還有兩成才到八成飽，那就看喜歡什麼再吃一點。

吃得糙能防「三高」

糙制穀物主要包括全穀物和雜豆類。科學研究證明，全穀和雜豆類食品對高血壓、高血脂、心臟病、消化系統的癌症以及糖尿病等都有一定的預防作用。

碳水化合物，糙的比精的好

精製碳水化合物（主要是精製穀物）不僅熱量較高，而且在體內稍加分解即變成葡萄糖，迅速進入血液，造成血糖快速升高，迫使人體產生更多的胰島素，容易誘發糖尿病和心臟病。

但糙制穀物則沒有這個擔心。全穀物是指未經精細化加工或雖經碾磨、粉碎、壓片等處理仍保留了完整穀粒所具備的胚芽、胚乳、麩皮及其天然營養成分的穀物。大部分粗糧都屬於全穀物，比如小米、薏仁、大黃米、高粱米、各種糙米（包括普通糙米、黑米、紫米、紅米等）；比如小麥粒、大麥粒、黑麥粒、蕎麥粒，也包括已經磨成粉或壓扁壓碎的燕麥片、全麥粉等。與精製穀物相比，全穀物可提供更多的 B 群維生素、膳食纖維、礦物質等營養成分及有益健康的植物化學物。

雜豆指除了大豆之外的紅豆、綠豆、菜豆、花豆等。雜豆中食物蛋白質含量達 20% 以上，膳食纖維、鈣、鐵含量較高。

糙的精的比例多少合適

《中國居民膳食指南（2016）》推薦：每天吃全穀物和雜豆類食物 50 ～ 150 克，相當於一天穀物的 1 ／ 4 ～ 1 ／ 3。有特殊情況的（如糖尿病、便秘和血脂異常患者）糙制穀物甚至應該占到一半以上。

全穀雜糧這樣吃更健康

全穀雜糧可以和白米一起煮飯或煮粥吃，如中餐可用全穀雜糧（糙米、綠豆、紅豆）和白米各占一半煮飯。同時為了均衡營養，應搭配蛋白質、礦物質豐富的食品以幫助吸收。另外，全穀雜糧中的纖維素需要有充足的水分做後盾，才能保障腸道的正常工作，因此吃完粗糧應多喝水。

吃鹽不超標，預防心血管疾病

每天每人的用鹽量多少最合適？世界衛生組織建議每天 6 克。這裡的 6 克不僅指食鹽，還包括味精、醬油等含鹽調料和食品中的鹽量。

《中國居民膳食指南（2016）》建議，正常人每人每天鹽的攝入量不超過 6 克。對於糖尿病患者來說，每天吃鹽量應比標準參考量少 1 克，控制在每天 5 克以內更合適。但即使用了限鹽勺，平時一不留神用鹽量就可能超標。其實，掌握一些小訣竅，就能改變這

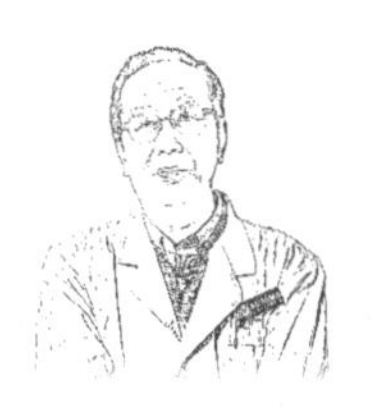

胡大一語錄

吃飯要記住 8 個字：總量控制，合理搭配。總量控制就是飯要吃得八成飽，人無饑餓感是不健康的表現。人要有食欲啊，如果連飯都不想吃了，生活樂趣可就大打折扣了。如果到了中午或下午四五點鐘，你感覺到有點餓，說明這一天的食量是合適的。

種狀況。

攝鹽過多會增高血糖濃度

現代醫學研究表明，過多攝入鹽，會增強澱粉酶活性，促進澱粉消化，促進小腸吸收游離葡萄糖，引起血糖濃度增高，從而加重病情。而且，糖尿病預備軍若長期攝入過多的鹽，會加速和加重糖尿病的發生，還會使血管硬化，進而導致糖尿病血管併發症的發展。因此，糖尿病患者要採用低鹽飲食。

低鹽飲食的烹調方法

後放鹽。烹飪時，不要先放鹽，一定要在起鍋前再將鹽撒在食物上，這樣鹽附著在食物的表面上，能使人感覺到明顯的鹹味，又不至於過量。

用酸味代替鹹味。剛開始低鹽飲食時，如果覺得口味太淡，可用醋、檸檬汁、番茄醬等調味，既可以減鹽，又可以讓味道更好。比如，可以在菜七成熟的時候放入醋。因為醋不僅能促進消化、提高食欲，減少維生素的損失，更能強化鹹味，不會讓人覺得菜肴清淡無味。

用鹹味重的食物代替鹽。醬油裡邊也隱藏著鹽分，在使用的時候要注意用量，並相應減少食鹽的用量。同理，烹飪中可以選擇加入豆瓣醬、醬油來實現鹹味的口感，不放鹽，這也是減少食鹽攝入的一個好辦法。

加入果仁碎。做拌菜的時候，可以適當撒入一些芝麻、核桃碎、花生碎等果仁，可以增加風味，緩解少鹽的清淡。

使用小鹽勺，改善口味重的習慣

家庭烹調食物要用專用的「鹽勺」，1 勺鹽大致是 2 克。每人每天 6 克（將啤酒瓶蓋中的膠墊去掉，一平蓋正好是 6 克鹽）即可，即 3 勺，每人每餐 1 勺即可。使用專用「鹽勺」長期堅持，是可以把口味變淡的，但是這個過程需要慢慢形成習慣。

揪出隱形鹽，別為疾病買單

大家都知道，高鹽食品不利於健康，豈不知，有些食品乍看含鹽量不高，其實在加工過程中加入了不少鹽，對這種「隱形鹽」同樣要小心。

小心 4 類「隱形鹽」

速食：很多人喜歡吃雞翅、披薩、薯條等速食食物。這些都是高鹽食物。速食之所以含鹽量高，是因為有各種高鹽佐料。

調味品：我們一般習慣利用味精、番茄醬、蠔油、醬油、甜麵醬等調味品來增加菜肴的美味。但是，這些調味品也都是含鹽大戶，總是讓我們在享受美味的同時損害了健康。

甜品：甜品暗藏高鹽，乳酪、糕點成胚後儲存發酵前，表面是要抹上一層鹽來醃制的，這是發酵和儲存的必備工序。

熟食：我們愛吃的熟食，如香腸、熏肉、雞腿、午餐肉、臘肉等，雖然吃起來簡單方便，但卻含有大量的鹽，年節必備的臘肉，每 25 克就含 5 克鹽。

改善攝取食鹽不當的習慣

食鹽攝入過量往往與某些不良的飲食習慣有關係，日常生活中要多加注意。

1. 避免吃鹹的食物小菜，如鹹菜、腐乳、榨菜等。
2. 不要在餐桌上放調味品，避免臨時往食物中加鹽。
3. 儘量少吃醃制食品。

長壽的不傳之秘：淡、雜、鮮、野

江蘇如皋是中國著名的長壽之鄉，據統計，如皋 145 萬人中百歲老人高達 200 餘人，位居中國縣（市）之首，長壽人口比例幾乎高出國際標準一倍。一日三餐，如皋人有著自己的特點，他們遵循著「淡、雜、鮮、野」的健康飲食原則，這四字訣概括了長壽之鄉飲食文化中所隱含的長壽奧妙。

淡

少鹽淡食是如皋人的飲食習慣，他們炒菜時幾乎不怎麼放鹽，一家人通常要兩三個月才能吃完一小包鹽，建議口味偏重的人多向如皋人學習，炒菜時少放鹽，可用糖、醋、薑、胡椒等來調味。

雜

所謂「雜」，就是粗糧、細糧混著吃，葷菜、素菜搭配著吃。由於如皋盛產雜糧、瓜果、蔬菜、魚蝦、肉蛋等產品，這就決定了如皋人的飲食相當豐富，攝入的營養也很全面。據當地長壽研究所的調查資料顯示，如皋百歲壽星中有 93% 既吃大米、白麵等細糧，又吃玉米、大麥等粗糧。除主食外，還搭配蔬菜、水果、乾果等，既有正餐，又有小吃、零食，飲食相當豐富和多元化。

警惕生活中 10 種高鹽食物

高鹽食物	含鈉量	高鹽食物	含鈉量
味精	8160	香腸	230
醬油	2706	茴香	186
泡麵	1144	油菜	98.8
海蝦	302	空心菜	94.3
蟹肉	270	大白菜	89.3

注：每 100 克可食部含量，單位：毫克。400 毫克鈉 =1 克鹽

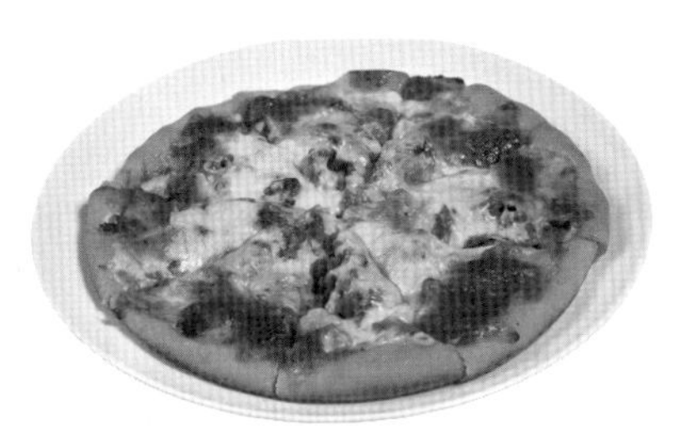

常規大小的一塊披薩含鹽量就可能達到 600 毫克。如果喜歡吃，建議選擇蔬菜多的披薩，每餐別超過兩塊，避免經常食用。

鮮

如皋[1]人吃東西特別講究新鮮，當地人稱為「出水鮮」。比如，肉要當天宰的，蝦要當天撈的，魚要現場剖的，青菜要早上拔的，瓜果要當時摘的，芋頭要當場刮的，豆腐要當天做的。如皋人的冰箱裡很少貯存蔬菜，基本都是當天趕早市買來的。

野

在如皋人的眼中，蓬勃生長的野菜是大自然的精髓，它採集天地之靈氣，汲取日月之精華，是護佑生命的珍饈佳餚，所以在長壽之鄉的飯桌上一年四季都有新鮮碧綠的野菜佐餐。當地民諺說：「如皋人好奇怪，有菜不吃吃野菜。」

食飲有節，長壽不請自來

《黃帝內經》中談到上古之人「盡終其天年，度百歲乃去」的經驗之一就是「食飲有節」。所謂食飲有節，就是說不暴飲暴食，不過饑過飽，食物的種類選擇要合理。

長壽老人愛吃時令蔬菜

「食飲有節」還有一個意思：如果冬天的東西到夏天吃就不叫有節。養生在於防患於未然，本季食材是最好的當季養生食物。因為吃當地、當季的食物是很新鮮的，對身體補益作用很大。在世界六大長壽鄉之一的如皋，長壽老人基本上只吃應時、應地、應季的新鮮蔬菜，很少吃大棚種植的反季節菜。

比如，他們春天吃新鮮的韭菜、小油菜、青椒、蒜苗、豆芽、椿芽、枸杞苗等，這些都是季節菜又是偏陽性的食物，適合春天養陽；夏天，他們吃剛摘的番茄、黃瓜、絲瓜、茄子、毛豆等，這些蔬菜可以清暑解熱，祛除暑熱、濕熱等病邪；秋天，他們吃剛挖出的蘿蔔、花生、蓮藕、山藥、芋頭等，潤肺滋陰；冬天，如皋人除了多吃油菜、白菜、胡蘿蔔纓、紅棗外，還要增加溫補的動物食品和海產品。

1　如皋市又名雉皋、雉水，在中國江蘇省東部、長江北岸，是南通市管轄的一個縣級市，位於長江三角洲上海都市圈內，臨近黃海。

謹和五味，不偏嗜五味

古人對飲食養生提出了一個總原則，就是「謹和五味」。這裡的「五味」是指甘、酸、苦、辛、鹹五味，其意是說，五味調和，相得益彰，則臟腑各有所歸，五臟的功能發揮正常，人體就健康。如果因自己喜好而偏愛某一種味道，時間長了，對身體便會產生很多不良反應。

五味中，甘味食物有白糖、大米等，有滋養肌肉之功，但過食則壅塞而氣滯；酸味食物如烏梅、檸檬、山楂等，有收斂固澀之利，但過食則痙攣；苦味食物如苦瓜、杏仁等，有清心明目、益氣提神之功，多食則骨重而行動不便；辛味食物有薑、辣椒、胡椒、桂皮等，有散寒行氣活血之功，過食則氣散上火；鹹味食物如食鹽等，能調節人體細胞和血液滲透壓平衡及水鹽代謝，可增強體力和食欲，防止痙攣，過食則血凝。

每日三餐定時定量

人體中胃的活動，包括蠕動、分泌胃液等都是有節奏的，需要有規律地工作。吃飯一饑一撐，既有損於胃，也易造成「胃生物鐘」失調。由於一般的食物在胃中約 4 小時即被全部排入腸中，因此除晚餐至次日早餐外，每餐進食時間相隔在 4 ～ 6 小時為宜。「食飲有節」就是要制訂一份「養胃時間表」，從而做到規律飲食，保證一日三餐定時定量。

1. 起床後 6：30 ～ 8：00 吃早餐。有慢性病的老年人最好早吃，可在 6 點半，忙碌的上班族可定在七八點。

2. 一般來說，即使六七點的早餐吃得不錯，過 4 個小時後到上午 10 點左右，儲存的肝糖也差不多用完了，這時可用低糖水果（如柳丁、柚子、草莓、藍莓、櫻桃、梨等）作為一次加餐。

3. 一般在 11：30 ～ 12：00 吃午餐，飯前可以喝點湯，飯後不宜馬上午睡，最好休息一會兒再睡。

4. 下午 4 點時，如果覺得餓，可以適量補充一點水果或下午茶，空腹容易導致胃潰瘍和胃腸功能紊亂。

5. 一般在 17：30 ～ 18：00 吃晚餐，進食量以七分飽為好，並注意補充雜糧和新鮮蔬菜。

盲目節食減肥並不可取

健康飲食主要指一日三餐按時適量，飲食結構適當。有些人為了減肥而不吃早餐或者只吃蔬果、不吃米飯等做法都是錯誤的。研究發現，盲目節食減肥會使體重遊走在減輕和反彈之間，並可能引發心血管疾病、中風、糖尿病，降低人的免疫力。

晨起一杯水，降低血液黏度

晨起後先空腹飲一杯水，能清潔消化道、活化腸胃道細胞，補充前晚身體所流失的水分，並稀釋漸趨濃稠的血液，讓身體由內而外整個甦醒過來，有益於接下來的早餐的消化吸收，讓身體進入一個良性迴圈。

晨起不喝水，到老都後悔

早上起來的第一杯水有「救命水」之稱。因為早晨是一天中血壓最高、血液黏稠度最高的時候，一杯溫開水，對血液迴圈十分有利，可降低血液黏稠度，防止心腦血管疾病的發生。另外，經過一夜的睡眠，排汗、排尿、皮膚蒸發及口鼻呼吸等，已使體內不少水分流失，人體處於缺水狀態，晨起一杯水，能及時補充前一夜丟失的水分。

「第一杯水」怎麼喝有講究

最好是白開水：因為任何含鹽、糖、油或兼而有之的飲品，不論濃度高低，都不能起到白開水的保健功效。相反，可能造成血液的進一步「濃縮」。

最好是溫水：溫水對內臟器官有保暖作用，可以維持血液迴圈與腸道順暢。

水量以不超過 200 毫升為宜：由於水被吸收後，會使血液變稀，血量增加，將加重心腎的負擔，因而要控制飲水量，建議喝 100 ～ 200 毫升就可以了。心衰、腎衰病人，最好在醫生指導下確定喝水量。

最好小口小口地喝：頻率最好能保持與心跳頻率（成年人心跳大約是 70 ～ 80 次／分鐘）相近。

喝茶益壽，關鍵要喝對

茶類	茶性	主要功效	適宜人群
綠茶	性偏寒	◎清熱解毒、殺菌消炎 ◎抗輻射、防癌 ◎降血壓、降血脂 ◎抗衰老	◎精力充沛者、面對電腦工作者 ◎經常吸煙喝酒者 ◎體質偏熱、胃火旺者，症狀如口臭、牙齦腫痛、大便秘結、口舌生瘡、臉上長痘等
白茶	性涼	◎降低血糖 ◎保護腦神經、增強記憶力 ◎減少焦慮 ◎改善睡眠	◎精神緊張、壓力大者 ◎睡眠不佳者 ◎糖尿病患者
黃茶	性寒	◎保護脾胃 ◎防止食管癌	◎消化不良者 ◎食欲不振者
烏龍茶	性平	◎健胃消食 ◎消脂減肥、促進新陳代謝 ◎降低血脂，降低膽固醇 ◎防止肝臟脂肪堆積 ◎潤膚潤喉、生津除熱	◎肚子脹、消化不良者 ◎肥胖者 ◎口乾舌燥、嘴唇乾裂者 ◎口臭者 ◎牙齒不好者
紅茶	性溫	◎暖胃補氣 ◎促進血液迴圈 ◎調節血脂 ◎降低心臟病風險	◎女性、體寒及身體較虛者 ◎老年人以及四肢酸懶者 ◎精神易緊張者 ◎抵抗力低下者
黑茶	性溫	◎養胃健胃 ◎助消化、解油膩、順腸胃 ◎降低血壓，調節血脂 ◎防止肥胖	◎體虛者、喜吃肉食者 ◎胃腸功能不佳者 ◎高血壓或動脈粥樣硬化患者 ◎體重超重者

少量飲酒，多少為少

關於酒和健康之間的問題，世界衛生組織早已下了正式結論，就五個字：「酒，越少越好。」

健康喝酒，多少為少

世衛組織國際協作研究指出，正常情況下，男性每日攝入的純酒精量應不超過 20 克，女性應更少一些，每日攝入的純酒精量應不超過 15 克。

應該用所含酒精的「克」數來計算飲酒的多少，不能用酒的斤、兩來計算，更不能用杯、盅來衡量。酒精攝入量推薦用如下公式來計算：

酒精攝入量

飲用酒精量（克）= **飲酒量**（毫升）× **酒精濃度** ×0.8（酒精密度）

例如：飲酒量為 150 毫升，酒的度數為 50 度，那麼，飲入的酒精量為：150×50%×0.8=60（克）

喝酒與酒精性肝病

每天攝入酒精量大於 80 克為「大量飲酒」，具有危險性。據觀察，每天超過 80 克，連續飲用 5 年便可發生酒精性肝病；如果平均每天攝入酒精量在 160 克左右，持續 10 年則可發生酒精性肝硬化。國外學者報告，每日酒精攝入量為 80 ～ 150 克，肝硬化的危險性增加 5 倍；如每日攝入量大於 160 克，發生肝硬化的危險性增加 25 倍。

吃好一日三餐的黃金搭配

早餐：4 類食物給你一天好精力

一頓早餐若能囊括一份全穀類主食、一份蔬菜、一份水果、1 個雞蛋，就是「營養充足的優質早餐」。而且，一餐混合的食物種類越多，對血糖的影響也就越小。

早餐的主食

早餐的主食可以選擇全麥饅頭（花卷）、全麥麵包代替精加工麵粉類食物，選擇全麥片或煮玉米（煮白薯）等代替甜麥片、油條等。早餐的主食也可以是飯糰或麵條。需提醒的是，糖尿病患者的早餐中一定要有主食。不吃主食，更容易發生低血糖。

選擇一兩種蔬菜

營養早餐應該包含一些含粗纖維的蔬菜，和主食搭配著吃。因為一天中早餐後血糖最難控制，吃主食之前先墊幾口蔬菜，這樣主食被其他食物所阻隔，吃進去的速度慢，在胃裡的濃度下降，排空速度減慢，就不可能在短時間內吸收大量的葡萄糖到血液當中，造成血糖升高。

選擇一種水果

營養早餐還包含一些口味上呈酸性和粗纖維的水果，但不宜空腹食用。較適合的水果，包括青蘋果、梨、柳丁、柚子、草莓、藍莓、櫻桃等，可在早餐後午餐前食用。

醫生不說你不知道

不要空腹喝酒，喝酒前吃一些富含澱粉和高蛋白的食物，如點心、麵包、雞蛋、牛奶等，這樣可以減少胃腸對酒精的吸收，降低醉酒發生概率。喝酒時不宜同時喝碳酸飲料，因為會加速酒精的吸收。

其次，如果眩暈、噁心，可以用半個白菜心切絲後，拌少量白糖和醋食用，這種方法能快速解酒；也可以喝些芹菜汁，緩解頭昏腦脹感。

一個雞蛋很管飽

研究發現，早餐攝取蛋類蛋白質的人，比早餐只吃小麥蛋白質的人更不容易餓。原來，雞蛋可延緩胃的排空速度，延長餐後的飽腹感，同時，雞蛋中的優質蛋白質和脂肪能提供持續平穩的熱量，不僅讓肚子飽的時間更長，還使人整個上午精力充沛。

午餐：一葷一素一菇加一湯

21 世紀最合理的膳食結構為：一葷一素一菇。建議怕胖或吃素的人可以選擇菌菇類食物，它們富含蛋白質，並且有鐵、鋅、鈣等多種礦物質。食用菌還含有一類具有特殊健康價值的成分—菌類多糖。菌類多糖被證明具有提高免疫力、調節血脂、抗癌、抗血栓等作用。

一葷：顏色白一點兒

在飲食結構上要吃健康的肉：四條腿的最不好，所以豬、牛、羊肉要儘量少吃；兩條腿的雞、鴨就好一些了；而沒腿的魚是最好的。因為紅肉攝入越多，心血管疾病的發生率越高，尤其是冠心病。注意午餐吃的肉不宜過多，若選擇雞腿，總量應不超過一個雞蛋大小。

一素：高纖維高鉀

一些高纖維蔬菜，如菠菜、辣椒、胡蘿蔔等，可確保腦細胞獲得充足的氧氣，讓人整個下午精神抖擻。另外，缺鉀會導致人出現愛打盹的現象，因此午餐宜多食含鉀豐富的蔬菜，如菠菜、莧菜、芹菜、番茄、空心菜、萵筍、山藥、鮮豌豆、毛豆等。

一菇：選擇適合自己的

一湯：選低脂肪食物做湯料

為了防止長胖，不妨選擇午餐喝湯，因為午餐時喝湯吸收的熱量最少。而晚餐喝太多的湯，使吸收的營養堆積在體內，很容易導致體重增加。最好選擇低脂肪食物做湯料：如冬瓜、絲瓜、番茄、蘿蔔、紫菜、海帶、綠豆芽、蒟蒻等，都是很好的低脂肪湯料，不妨多選用一些。

晚餐：清淡易消化，助眠為主

晚餐應選擇含纖維素和碳水化合物多的食物，所以混入少量粗雜糧，能改善糖耐量，降低膽固醇，促進腸蠕動，防止便秘，對「三高」患者很有好處。而且晚上吃一些清淡易於消化的東西，如粥類，有助於安眠。

晚餐適合吃什麼粗糧

「三高」患者宜吃蕎麥麵、玉米麵、小米、燕麥等粗糧，這些粗糧都含有較多的微量元素、維生素和膳食纖維，對改善葡萄糖耐量、降低血脂有良好的作用。

最好選不脹氣、促睡眠的食物，如小米、燕麥等。乾黃豆晚上吃容易脹氣，不利於睡眠，不宜選用。

講究吃的方法

晚上吃粗糧一定要講究吃的方法。比如，多種粗糧混合著吃，或二合一、三合一。主食花樣要經常變換，使粗糧既好吃，又容易接受。例如牛奶加燕麥片粥、金銀卷（白麵加玉米麵）、混合飯（大米加小米）、三合面糕（白麵、豆麵、玉米麵）等等，大家可以試試。

常見菇類

品種	主要功效
香菇	有降血壓、降膽固醇的功效，很適合高血壓、高血脂、肝病患者
黑木耳	有減少血液凝塊、降低血黏度的作用，很適合高血脂患者
雞腿菇	很適合糖尿病患者，可以抑制血糖快速升高，調節血脂，預防動脈粥樣硬化
竹笙	常食用竹笙有利於高血壓、高血脂、糖尿病等疾病的防治
平菇	可以增加飽腹感，幫助減肥，並能抗癌
草菇	適合任何人群，可以去除體內的毒素

當然，晚餐也可以喝點小米粥，喝粥前最好吃點主食，或者在粥里加點豆類、玉米、燕麥等粗糧，使血糖上升變慢。

「三高」患者的晚餐一定要偏素，以粗糧、蔬菜為主，以補充碳水化合物，而脂肪類吃得越少越好，甜點、油炸食物儘量不要吃。這樣更有助於消化，胃和則眠安。如果晚餐吃得油膩，攝入熱量高，熱量消耗不掉就會儲存在體內，使人難以入眠，也不利健康。

清淡為主，多吃素食

晚餐宜清淡，以蔬菜等素食為主，應有兩種以上的蔬菜，既增加維生素又可以提供纖維素。烹調以蒸、煮、燴、燉為佳，宜少用煎、炒、烹、炸。可常吃些以素菜為主的帶餡食品，如餃子、包子、餛飩以及打鹵麵等，既容易消化，營養也比較全面。

晚餐不宜過鹹

過鹹是誘發與加重高血壓的重要因素，特別是併發高血壓、心臟疾病、腎臟疾病和水腫等病症的糖尿病患者，更應該吃得清淡些，每天食鹽能控制在 5 克以下最好，必要時還應吃無鹽飲食。

根據體質來選粗糧

身體狀況	適合主食
胃腸不好	小米、大黃米和糙米
血脂高或身體肥胖	燕麥、玉米
貧血	小米、黃豆
體質較熱	蕎麥、綠豆
容易水腫	紅豆、薏仁

合理安排節日飲食，別傻吃傻喝

吃得多不如吃得雜

食物多樣是平衡膳食的基本原則，可很少有人清楚怎樣做才能算得上食物多樣。其實，食物多樣並不是吃得越多越好，而是應該種類儘量雜。遵循以下 4 個原則，能讓你輕鬆達到食物多樣的目標。

天然食物原則

一方面因為很容易地就能看出天然食物的原料是什麼，另一方面其營養成分得到了很好的保留，且不會有油鹽超標、添加劑過多的風險。

類別全面原則

每日需要攝入的食物種類最好包括以下四類。第一類是提供澱粉的主食，包括大米、雜豆、山藥、馬鈴薯等；第二類是提供膳食纖維和維生素的食物，包括水果、蔬菜等；第三類是提供大量蛋白質的食物，包括畜、禽、魚、蛋類；第四類是提供優質蛋白質並且富含鈣的食物，包括奶類、豆製品和堅果類。

食物調換原則

要實現食物多樣，在同類食品當中，應當經常挑選不同種類、不同品種的食物。比如說，用小米等粗糧代替大米，若經常吃些雜豆、薯類，就更符合多樣化的原則了，每天主食原料應該不少於 3 種，蔬菜要吃 4 種以上。

總量不變原則

食物多樣化的最重要原則是，盤子中的總量一定不能變，吃了這一種，就要換掉另一種，或者另一種減少數量。如果吃了粗糧，就要減少精白米麵；如果吃了魚，就要減少肉；如果吃了瓜子，就要減少吃花生的量。

如何量化一日三餐的食物多樣性

1. 穀類、薯類、雜豆類的食物品種數平均每天 3 種以上，每週 5 種以上。
2. 蔬菜、水果和菌藻類的食物品種數平均每天 4 種以上，每週 10 種以上。
3. 奶、大豆、堅果類的食物品種數平均每天有 2 種，每週 5 種以上。

將肉類用豆製品代替

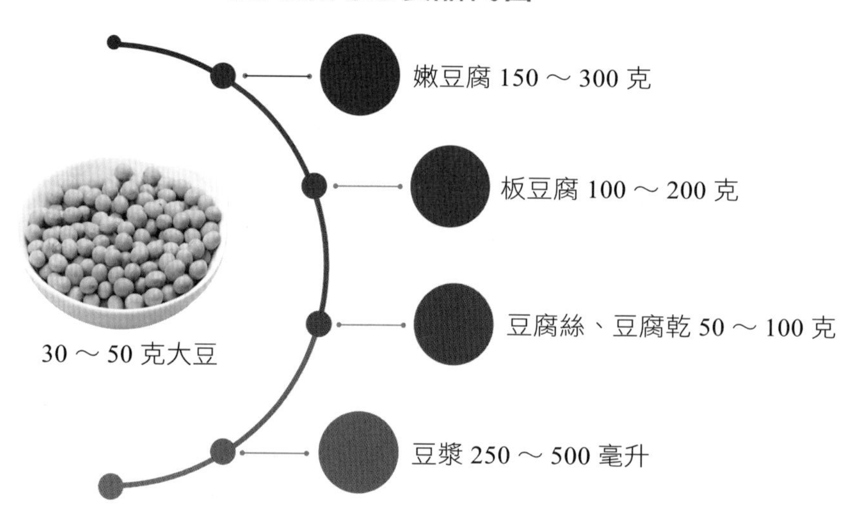

豆製品，餐桌上的蛋白大王

大豆的蛋白質含量在 35% 以上，具有其他食物不可比擬的優勢，而肉中蛋白質的含量只有 10% ～ 20%。大豆的蛋白質和穀類蛋白質可以起到互補作用，在進食大豆食品的同時吃穀類食物，蛋白質的利用率就更高了。

物美價廉的豆製品備受推崇，被稱為蛋白大王，還含有豐富的鐵和鋅。豆製品在營養結構上和肉類、家禽、魚很相似，正因為這樣有些人把豆腐、豆漿、豆腐腦等豆製品看成是肉類的替代品。經常吃些豆製品，既可改善膳食的營養素供給，又可避免吃肉過多帶來的影響，因為豆類的膽固醇含量遠遠低於魚、肉、蛋、奶。

豆製品應吃多少

《中國居民膳食指南（2016）》建議每人每天攝入 30 ～ 50 克大豆或相當量的豆製品。注意，如果早上喝豆漿，其他豆製品食用量還要略減。

紅豆、綠豆也屬於大豆製品

大豆製品主要是指黃豆、黑豆和青豆及其製品，一般不包括綠豆、紅豆、豌豆、蠶豆、菜豆等澱粉豆。這兩類豆的營養構成有很大區別，澱粉豆蛋白質含量不如大豆高，且其氨基酸構成不如大豆合理，不屬於優質蛋白；澱粉豆也不含大豆異黃酮等有益成分，其澱粉含量高，營養更接近糧食。當然，澱粉豆類營養也不錯，應該部分替代主食。

堅果熱量高，吃時悠著點

節日的正餐主食多以油膩食品為主，所以，零食應以開胃、理氣、消脹、降火、通腑為特點，如飯後兩小時左右可吃堅果等，以開胃通便，但是堅果熱量高，記得控制攝取量。

適量吃堅果有助於護心控糖

美國哈佛大學研究者發現，適量吃堅果能預防糖尿病、心臟病，就在於堅果含有多不飽和脂肪酸、膳食纖維和鎂，有調節膽固醇代謝、控制血糖、強心的作用。所以，每天吃點堅果對動脈硬化、心血管疾病、糖尿病患者是有好處的。適合心血管疾病、糖尿病患者的堅果有很多，包括核桃、花生、葵花子、杏仁、山核桃、松子、開心果、栗子、榛子等。

堅果雖好也不能多吃

堅果小小的體積下蘊藏著較高的熱量。比如，一把 10 來粒的花生米，可能相當於 1 兩「混合飯」所供應的熱量。越來越多的糖尿病患者也已注意到，光控制糖的攝入是遠遠不夠的，還必須控制熱量，這樣血糖才不會忽高忽低。

大部分堅果都是高脂肪食品，其脂肪含量在 35% ～ 80% 之間，能榨出油來。且堅果體積小而熱量密度高，很容易吃多。因此，吃堅果一定要控制量，每天 1 勺到 1 小把的量最為理想。同時，要把堅果的熱量從主食裡扣除。例如，吃 75 克的帶殼葵花子，應少吃 2 兩飯。

吃宵夜不胖不傷身的方法

經常吃宵夜的人，胃部負擔會長期過重，比一般人容易發生胃癌。但是，由於工作、學習需要而熬夜的「夜貓子」，淩晨往往「饑寒交迫」，這個時候吃點宵夜，補充能量是非常必要的。那麼應該如何選擇宵夜種類呢？

營養粥是健康宵夜的首選

粥中的澱粉能充分與水結合，既提供飽腹感，又屬於低熱量、低脂肪的食品，而且味道鮮美、潤喉易食，營養豐富又易於消化，因此是宵夜首選。魚片粥、豬肝粥、牛肉粥都可以。其實，吃點八寶粥也是不錯的選擇，對於調養腸胃，緩解工作壓力都很有好處。

吃宵夜選擇食物三原則

偶爾吃宵夜，選擇食物應堅持三原則：

1. 最好別吃油炸、燒烤類食品，因為高溫燒烤食物會產生致癌物。

2. 不宜吃泡麵等速食食品，這類食物含油量高、營養不均衡、熱量也很高，很容易長胖。

3. 選擇清淡、容易消化的食物，粥就是很好的選擇。當然也可以選擇一些低熱量的清湯。

對於女性來說，宵夜最好選擇高鈣、低脂的食物，糙米或麥片是完美選擇，特別適合需補充營養又想保持身材的女性。

傷食了，更要養護脾胃

人逢喜事精神爽，中國人過節是家庭的一次大聚會，飲食自然豐盛，一些人不注意自己的消化能力，導致腹脹、腹痛、消化不良、飲食不振，中醫稱為「傷食」。下面介紹幾種消食除脹、健脾養胃的飲食妙招。

快速促進消化的食療方

1. 過食油膩而致積滯腹脹者，可吃橘子一個或兩個，能開胃消食。

2. 生吃蘋果一個，可消積食，排腸氣。

3. 山楂適量，榨汁一杯，可治肉食不化；山楂去核炒焦，磨成細末，加糖少許，用沸水沖調飲服，可治傷食腹瀉。

4. 用生蘿蔔榨汁一杯，分數次服下，可治因吃豆製品過多而致的傷食。

5. 優質米醋一湯匙，兌米湯喝，可治吃蛋類過多而致的傷食。

6. 生薑 3 片，加入適量米酒，加熱服，可治吃麵過多而致的傷食。

胃痛多吃乾的，少喝粥

胃炎、胃下垂、胃潰瘍患者，平時要吃乾的主食，最好是發酵的食物，如饅頭、不含油脂的麵包等（比較容易消化）；避免吃酸、辣、硬、涼等刺激性的食物。

因為吃乾的需要咀嚼，唾液中能分泌有助消化的澱粉酶，從而減輕胃腸負擔；喝粥的時候人們往往直接下嚥，增加了胃腸負擔；另外，大量的湯水會沖淡消化液，加重消化不良。

每 100 克所含脂肪量

堅果種類	脂肪量	堅果種類	脂肪量
核桃（乾）	58.8	葵瓜子（炒）	52.8
榛子（炒）	39.7	松子	39.7
山核桃	50.8	栗子（鮮）	30.1
炒花生	48.0	南瓜子	37.4

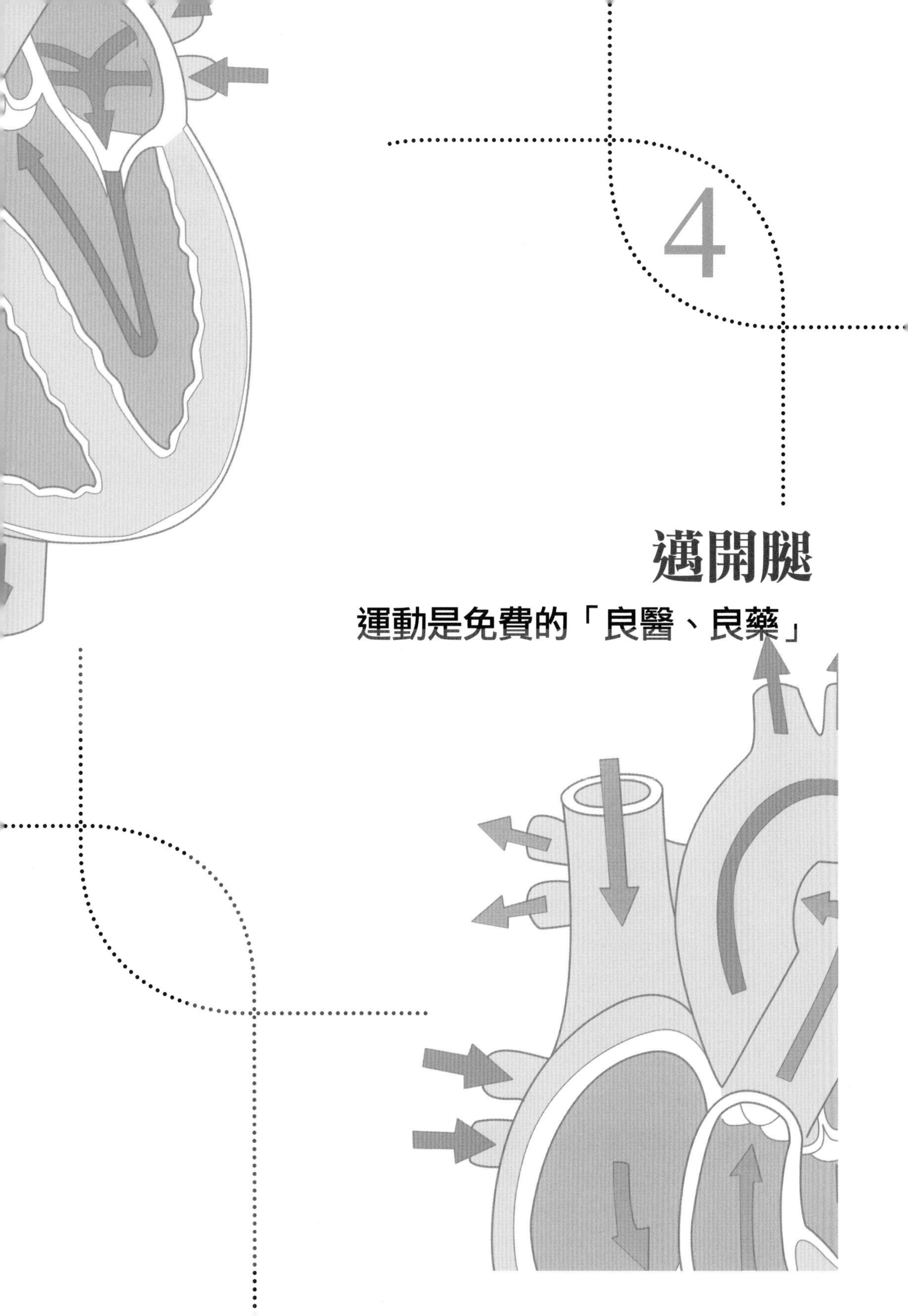

4

邁開腿

運動是免費的「良醫、良藥」

運動對了健身，運動錯了傷身

1357 護心鍛煉原則

掌握了「1357 護心鍛煉原則」，運動既能保持規律又不會過量。

護心運動要牢記『1357』

我們都知道，運動是最好的護心良方，但生活中大多數人並沒有養成很好的運動習慣，想起來了就練，忙了就丟在一邊。殊不知，如果運動不規律、強度不夠，根本起不到鍛煉心臟的目的。為此，護心運動要牢記「1357」。

衡量運動是否適中的方法

在運動過程中保持適中的運動量很重要，衡量方法有以下幾點：

1. 運動過程中稍稍出汗，輕度呼吸加快，但不影響正常對話；
2. 運動結束後，心率可在 5 ～ 10 分鐘之內恢復到正常；
3. 運動後身體輕鬆愉快，沒有持續的疲勞感或者其他不適感，即便出現疲乏倦怠或肌肉酸痛，也可在短時間內消失；
4. 運動後食欲和睡眠良好。如果運動後，休息 10 ～ 20 分鐘心率仍不能恢復正常，出現疲勞、心慌、食欲減退、睡眠不佳等情況，則為運動量過大，應該酌情減少運動量；反之在運動中可以自如唱歌，運動後身體無發熱感、沒有出汗，心率無變化或者在 2 分鐘內迅速恢復，則表示運動量不足，可適度增加。

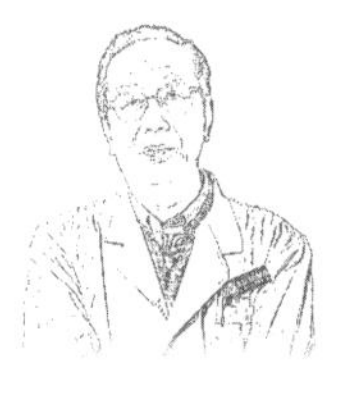

胡大一語錄

我們做心血管疾病預防和運動不是突擊式的，而是一輩子的事。把運動整合鑲嵌到我們每天的工作、生活中，才能常年堅持。人體因缺乏運動而引起的體質下降是慢慢發生的，要扭轉這個局面，同樣需要一段時間。重要的是堅持，而不是速度。

1357 **護心鍛煉原則**

1 每天至少運動 1 次

3 每次連續運動不少於 30 分鐘

5 每週運動不少於 5 天

7 運動時最大心率不超過 170 －自身年齡

體檢、熱身、放鬆一個不能少

開始鍛煉前要檢查

開始鍛煉前要進行一次徹底的身體檢查，包括血壓、血脂、血糖、心臟、腎功能等。

運動前，對自己的體質狀況有所瞭解。如通過心電圖能檢測出心律失常、心梗等顯性的、處在發病期的心臟疾病；做運動平板試驗能觀察心臟是否存在隱患。

骨密度檢測可測定骨鈣含量，診斷骨質疏鬆，預測骨折閾值，醫生據此可認定被檢測者是否適宜強度較大的健身運動。

熱身運動不可少

心血管準備活動應先於主要身體活動，因此可以進行快步走或慢跑 2 分鐘以上等活動，主要是為了適應心血管系統，減少由於心臟冠狀動脈缺血引起的心跳異常的危險性。

在心血管準備活動之後可以做一些伸展性體操和靜力性拉伸，使身體各器官充分活動開，預防肌肉拉傷。

熱身活動一般 5 ～ 10 分鐘；天氣冷時可長一些，10 ～ 20 分鐘；天氣熱時可短一些，3 ～ 5 分鐘。

醫生不說你不知道

在此，特意教給人們查運動心率的方法：運動剛結束時數脈搏（心率）15 秒，再乘以 4 即得出 1 分鐘的脈搏。如果運動後時間稍長才查脈搏，不妨在查出的脈搏數上再加 10，基本上就是運動時的心率了。

逐漸地減慢運動，放鬆身體

運動鍛煉後的整理活動有助於加速代謝產物的清除，加快體力恢復。

整理活動內容大致有四類：一是1～2分鐘的緩步慢跑或步行；二是下肢柔軟體操和全身的伸展體操；三是下肢肌肉群的按摩或自我抖動肌肉的放鬆動作；四是呼吸練習（腹式呼吸）和放鬆氣功。安排順序可先緩步慢跑或步行，同時做四肢伸展活動，然後再做專門性的放鬆或呼吸練習，讓心率慢慢降下來。

先有氧後力量，重視柔韌性運動

除了我們日常活動如家務、職業性、交通往來的活動外，主動性的運動形式多種多樣，主要有有氧運動、抗阻運動（肌肉鍛煉）、柔韌性運動。為了有效運動，應先有氧，後抗阻，重視柔韌性運動。

有氧運動

常見的有氧運動有：步行、慢跑、騎自行車、游泳、爬樓梯、跳土風舞、打羽毛球等。

有氧運動可以增加冠狀動脈彈性，代償性地改善冠狀動脈的供血供氧能力。同時還能穩定血管斑塊，增加血液流動性，減少新發病變，有益於防控冠心病的危險因素，如高血壓、血脂異常、糖尿病及肥胖等。再加上有氧運動因運動強度較小、不劇烈，很適合老年人以及高血壓、冠心病與支架術後人群。

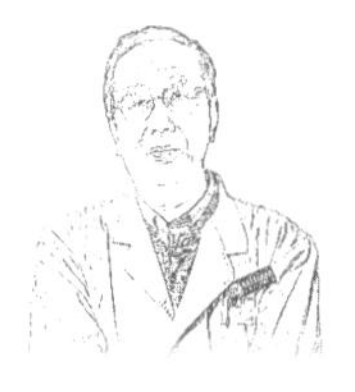

胡大一語錄

運動過程也有講究，應該分為三個階段：5～10分鐘的準備活動，20～30分鐘的訓練活動，5～10分鐘的結束整理活動。

鍛煉除了運動本身外，熱身和放鬆必不可少、很重要。

抗阻運動

常見運動有：啞鈴、運動器械、彈力帶等。與有氧運動相比，抗阻運動能預防和控制心臟病和第二型糖尿病（肌肉越發達，血糖越穩定）；強壯骨骼和關節，預防摔倒。

堅持每週 2 ～ 3 天抗阻運動，隔天進行。每天 8 ～ 10 個動作，每個動作做 3 組，每組重複 8 ～ 15 次。抗阻運動最好隔天 1 次，不要天天練習，以免恢復不足導致疲勞和損傷。

柔韌性運動

柔韌性運動是指太極拳、瑜伽、舞蹈等輕柔的、伸展的運動形式。緩慢的靜態拉伸有助於減輕運動後肌肉酸痛。伸展運動還能增加關節的滑液，提高關節潤滑，為關節軟骨提供更多的營養物質。

訓練方法：可以做靜力性拉伸，也可以做動力性拉伸。每一個部位拉伸時間 6 ～ 15 秒，逐步增加到 30 秒，如耐受性好可增加到 90 秒，期間要保持正常呼吸，強度為有牽拉感覺，同時不感覺疼痛。每個動作重複 3 ～ 5 次，總時間 5 ～ 10 分鐘，每週進行 3 ～ 5 次。

什麼樣的運動是良醫

科學、有規律的運動可改善心血管和呼吸功能，提高心肺耐力、降低發生冠心病的危險因素，降低多種疾病發病率和死亡率，有預防和改善慢性病的作用。

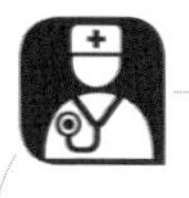

醫生不說你不知道

身體溫度升高後，拉伸效果比較好。溫度升高有兩種方式，一是先做有氧運動，另外一種是泡了熱水澡後再做拉伸，效果也會比較好。中老年人常見肩周炎，建議大家先做有氧運動，身體熱起來再做拉伸，一定是事半功倍的。

規律鍛煉的人更長壽

倘若一個人在心臟健康的狀態上，適當鍛煉，給予心臟刺激而又能保持稍慢的心率，確實可以在一定程度上延長壽命。60 歲的人可能會有 30 歲的心臟，指的是常年運動的人與靜坐少動的人相比。希望大家都動起來！

不過，運動時間太長、運動強度太大，會增加肌肉勞損、甚至猝死的可能性，所以我們強調適當運動。

運動強度和有益的身體活動量

身體活動強度指單位時間內身體活動的能耗水準或對人體生理刺激的程度，分為絕對強度和相對強度。國際上通用的表示絕對強度的單位是代謝當量 (MET)，相對強度屬於生理強度的範疇，一般使用最大心率的百分比來表達。

1MET **代謝當量** =3.5 ml ／ min ／ kg=(**消耗熱量** kcal ／ kg ／ h)	
低強度運動	1.1 ～ 2.9MET
中強度運動	3 ～ 6MET
高強度運動	7 ～ 9MET

逐步提高運動量

就運動強度而言，達到中等強度有助於減肥，降低疾病風險。中等強度不會增加食欲，從而保持機體物質能量供給與支出的負平衡。一般來說，中等運動強度需滿足 3 點：

1. 運動時心跳和呼吸加快但不急促，心率達到最大心率（220 ～年齡）的 60% ～ 70%。

2. 能持續運動 10 ～ 30 分鐘，微微出汗，感覺稍累。

3. 第二天起床後沒有疲勞感。

如果你希望心血管保持高水準狀態，可從低強度運動開始，再逐漸進入中等強度運動。

特殊人群需要制訂運動處方

特殊人群，比如有冠心病、高血壓、糖尿病等慢性病的人，需要按照運動處方去鍛煉。還有一些有較嚴重疾病的人，比如已做支架了，最好到醫務部門，在醫務人員監督下運動。

制訂運動處方的程式

1. 明確運動的目的。
2. 一般的醫學檢查，對個體的身體素質和疾病狀態進行評價。
3. 對運動中的心血管反應進行觀察。
4. 瞭解感興趣的運動方式。
5. 制訂合理的運動方案。

「三高」人群運動有講究

合理的運動方案，應包括運動方式、強度、時間、頻率、消耗目標和注意事項等。

高血壓：要關注心血管反應，有人從 1 樓走到 3 樓，血壓漲了 20 毫米汞柱，而有人就漲了 40 毫米汞柱，需要觀察。患高血壓的人運動應緩慢有節奏，體位變化不複雜，不過分低頭（頭不要低於胸部）、彎腰，不要閉氣，否則會引起血壓波動幅度加大。

冠心病：步行對冠心病患者尤為合適，出院恢復期病人從第二天就應開始步行訓練（步行時隨身攜帶硝酸甘油）。注意感冒或發熱後要在症狀和體徵消失兩天以上才能恢復運動。

如何衡量運動強度

運動強度	自我感覺	運動形式
低	運動中能輕鬆自如地談話、唱歌；心跳、呼吸沒什麼變化，不出汗	家務勞動、整理花草、提籠遛鳥、散步、打太極拳、練氣功、釣魚等
中	需用力但仍可以在活動時輕鬆地講話	快走、跳舞、休閒游泳、打網球、打高爾夫等
高	需要更多地用力，心跳更快，呼吸急促	慢跑、快速蹬車、比賽訓練或重體力活動（如舉重、搬重物等）等

糖尿病：血糖控制不佳，明顯低血糖或血糖波動較大者，應暫緩運動。比如空腹血糖 15.7 毫莫耳／升了，應該先用降血糖藥降血糖，等把血糖控制平穩後，再進行運動。另外，運動前準備些餅乾、糖果等甜食或果汁，以免運動中發生低血糖反應。

慢性病的運動處方

運動方式：以散步、太極拳、游泳、跳健身舞、做健身操、釣魚、騎車、練氣功等中低強度有氧運動為主。

運動時間：下午 5 ～ 6 點時心臟跳動和血壓的調節最為平衡，鍛煉時間宜安排在下午和傍晚。

心率：一般慢性病患者可按一個公式計算，即：運動時最高心率 (次／分)=170 －年齡。運動時如果心率超過「170 減去年齡數」就要注意，如果這一數字再上升 10% 就有危險。

支架術後運動過程中突發不適時的急救、自救

運動過程中如有以下症狀，應馬上停止運動：胸痛，有放射至臂部、耳部、頜部、背部的疼痛，頭暈目眩，過度勞累，氣短，出汗過多，噁心嘔吐，脈搏不規則等。

若停止運動，上述症狀 5 ～ 6 分鐘後仍持續，含硝酸甘油 10 分鐘無緩解，請立即到醫院就診或撥打急救電話「110」。

運動中及時補水

運動醫學研究發現：為防止運動脱水，在運動前、運動中和運動後，都需要適量飲水，即：少量多次，每次補充 100 ～ 200 毫升水，一小口一小口地喝。白開水通常是最好的選擇。如果鍛煉時間比較長，可以選擇一些含有碳水化合物的飲料，補充熱量。如果出汗量大，則最好補充含有一定量電解質的運動飲料、鹽水、菜湯等。

延緩衰老的運動，讓你多活十年

易行易堅持的運動是走路

中老年人最值得提倡的運動方式是走路。走路安全性高，人人都可以做。即使患有高血壓和糖尿病的人，走路以後對血壓有好處，對心血管沒有損傷，即使得過心肌梗塞，一旦病情穩定，走路是對心臟影響最小、最安全的。對中老年人的心血管和關節是最安全的，所以最提倡的運動是走路。

走路的要領

1. 散步時應全身放鬆，眼觀前方，自然而有節律地擺臂（擺臂動作可以加速脂肪燃燒），擺臂幅度在 30 ～ 45 度為宜。為了讓全身自然放鬆，去除雜念，做到心境清寧，可適當活動肢體，有意識地調勻呼吸，把注意力集中到呼吸上來，然後從容邁步。

2. 快走時，應配合正確的擺臂姿勢，即曲臂擺（可以像跑步一樣，雙手握拳，手臂彎曲 90 度，稍微增加擺動幅度），因為直臂擺容易使胳膊充血，引起不適。

步速量力而行

美國匹茲堡大學一項研究發現，走路快的人比走路慢的人死亡率更低。因為快走對心腦血管和呼吸系統有著很好的鍛煉效果。因此，建議身體正常的人多快走（步速約 75 米／分鐘）。

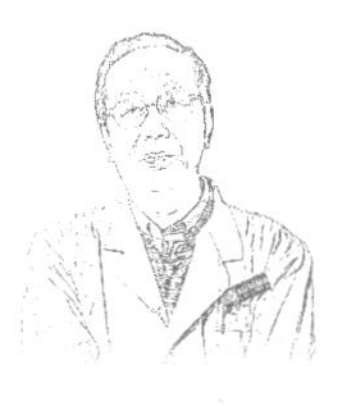

胡大一語錄

過於強大或激烈的運動方式並不適合大多數中老年人，最提倡的運動是走路，而且運動要有持續性才更有效。

對於心肺不好的人，宜採用速度緩慢、全身放鬆的步行，可以選擇在風景優美的環境步行 2 公里左右，運動脈搏控制在 110 次／分鐘左右。隨著病情好轉，可適當加大運動量，運動時脈搏可以達到 130 ～ 140 次／分鐘。

每天至少走路 40 分鐘

為保證鍛煉效果，走路應至少每次 40 分鐘。中國提出每天要走「6000 步」或「10000 步」的口號，其實就是對鍛煉時間的量化處理。按每秒走約兩步的頻率計算，「6000 步」大概就是走 40 分鐘，而「10000 步」則需要一個多小時。

游泳，很適合肥胖的中老年人

隨著人們物質生活水準的提高，肥胖者日益增多。肥胖對人體的危害性很大，主要表現在肥胖者易發生冠心病、高血壓、糖尿病等。於是各種各樣的減肥方法應運而生。然而經過實踐證明，防治肥胖症的最佳療法—還是運動。

游泳適合減「內臟脂肪」

其實有氧運動都適合減內臟脂肪，但需注意的是運動時間要持續 45 分鐘以上。因為較長時間的運動可以動員人體的脂肪庫，這就需要由脂肪來提供能量，進而消耗大量的脂肪，達到減肥的效果。游泳、慢跑和快走是最適合減內臟脂肪的運動形式。其中，游泳需要借助水來運動，水可以更好地幫助消耗熱量。而慢跑、快走不受場地限制，運動形式簡單，易讓人堅持運動。

肥胖者運動要護好腰和膝關節

肥胖者運動首先應注意護腰。對於胖的人來說，由於腰椎包裹在厚厚的脂肪中，適應力會差一些。如果突然進行大量的運動，會在短時間內給「倦怠」的腰椎增加過大的壓力，導致腰椎無法承受。因此進行練習時，一是要確保自己的姿勢正確，二是不要勉強嘗試太大的重量。

其次是一定要保護好膝關節。由於自身體重大，肥胖者在跑步時，其膝關節的承重過大，易受到損傷，出現踝關節腫痛、膝關節炎症性疼痛等。所以肥胖者可以選擇游泳、功率自行車、水中有氧操等能保護好膝關節的運動，同時注意加強大腿的力量，以有效地減輕膝關節損傷。

做伸展運動對一般人來說，能提升健身者的柔韌性。但對肥胖的人來講，伸展運動是非常危險的，它能造成腰部的肌肉損傷。特別是彎腰摸腳趾這個動作，肥胖者最好不要去做。

每週慢跑一次，阻擋消化病

慢跑能增強胃腸功能，使消化液分泌增加，促進食物的消化和營養成分的吸收，並能改善胃腸道的血液迴圈，促進新陳代謝，推遲消化系統的老化，避免或減少胃癌和腸癌的發生。其具體方法如下。

跑步動作和呼吸方式

跑步時，步伐輕快富有彈性，腳掌柔和著地，身體重心起伏小，左右晃動小，步幅小，動作要均衡，跑在一條直線上。注意呼吸要與跑步的節奏相吻合，一般是二步一呼、二步一吸；也可三步一呼、三步一吸。呼吸時，要用鼻和半張開嘴（舌尖卷起，微微舔上顎）的方式同時進行。

健身跑的跑速要慢

不同的跑速對身體的刺激是不同的，慢速跑對心臟的刺激比較溫和。常規慢跑速度一般為 6 公里／ 30 分鐘。

慢跑的強度

每個人的基礎脈搏數是不一樣的，如有的中老年人的心律過緩，晨脈每分鐘才五六十次，而有些中青年人的晨脈卻達到每分鐘七八十次。因此，根據自己的每分鐘晨脈數 ×（1.4 ～ 1.8）所得到的每分鐘脈搏次數，來控制初期慢跑的強度，是比較適宜的。

哪些情況不適宜跑步

近 3 個月內曾發生過心絞痛者；

作輕微動作就覺胸痛者；

重症心臟瓣膜病患者；

患先天性心臟病，運動能引起發作者；

病理性心臟肥大者；

高度心律不齊者；

服降壓藥後，血壓仍在 180 ／ 110 毫米汞柱以上的嚴重高血壓病患者。

手術癒後 3 個月內者。

一周緩速慢跑 3 次可以延長壽命

丹麥科學家們發現，以緩速或中速進行少量慢跑（每週慢跑 1 至 2.4 小時）的人最長壽。最佳的慢跑頻率是每週不超過 3 次。研究人員證明，緩速慢跑相當於平常的劇烈運動，而劇烈慢跑相當於非常劇烈的運動。假如你的目標是降低死亡風險和提高預期壽命，那麼每週以中等速度慢跑幾次是一個不錯的策略。更多的運動量，如跑馬拉松不僅是不必要的，而且可能是有害的。

練虎戲，養腎就是養命

五禽戲是東漢名醫華佗通過模仿虎、熊、鹿、猿、鳥（鶴）5種動物的神態和動作，以保健強身的一種氣功功法。常練五禽戲，可活動腰肢關節，壯腰健腎，疏肝健脾，補益心肺，從而達到祛病延年的目的。中醫認為，五禽戲的5套動作：虎戲主腎、鹿戲主肝、熊戲主脾、猿戲主心、鳥戲主肺。在這裡，我們僅介紹一下練習五禽戲的動作要領以及可固腎的虎戲的基本動作。

五禽戲動作要領

1. 呼吸均勻。呼吸自然平穩，悠悠吸氣，輕輕呼氣，可以用鼻呼吸，也可以口鼻並用。

2. 意守丹田。在精神的指揮下，有意識地誘導思想專注于丹田，進行呼吸吐納，做到上虛下實。

3. 全身放鬆。在保持正確姿勢前提下，各部分肌肉應儘量保持放鬆，精神也要放鬆，做到舒適自然。

4. 形神皆似。形，即練功時的姿勢，如練虎戲時，要表現出威猛的神態，目光炯炯，搖頭擺尾，撲按搏鬥等；神，即神態、神韻，練習時要做到「惟神是守」。

練虎戲可固腎保陽

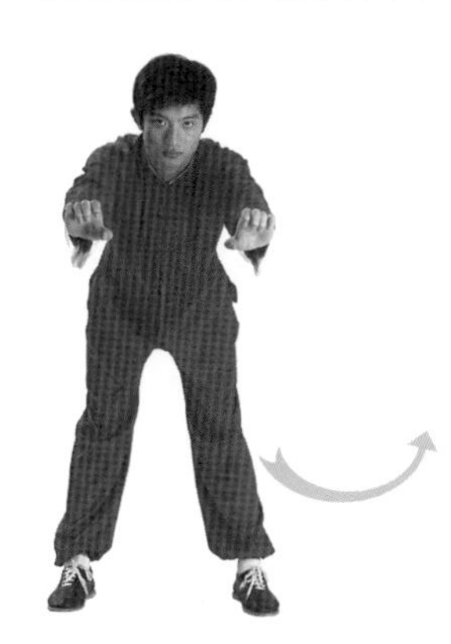

1. 五指張開，虎口撐圓，第一、二指關節彎曲內扣，模擬老虎的利爪，上體前俯，兩手盡力前伸，塌腰伸膝，臀部後頂，對拉拔長腰部。

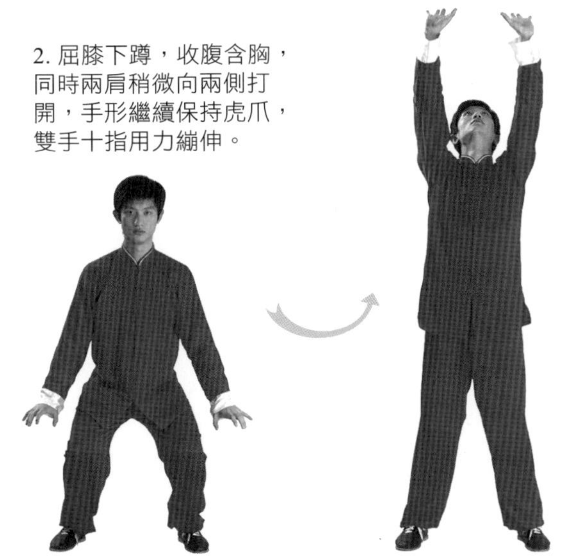

2. 屈膝下蹲，收腹含胸，同時兩肩稍微向兩側打開，手形繼續保持虎爪，雙手十指用力繃伸。

3. 站立，十指撐開，向上提起，上舉撐掌。十指舉至頭上方再彎曲成虎爪狀，目視兩手。

兩手托天，氣血調和周身暢

八段錦起源于宋代，在明、清代逐漸發展，比較詳細的記載見於明代冷謙的《修齡要旨》裡。八段錦是一種調理氣血、暢通經脈、靈活筋骨的運動，其功法分為 8 節，故稱八段，分別為「兩手托天理三焦 ，左右開弓似射雕，調理脾胃須單舉，五勞七傷往後瞧，搖頭擺尾去心火，雙手攀足固腎腰，攢拳怒目增氣力，背後七顛百病消。」其中，「兩手托天理三焦」是針對三焦的鍛煉，有助於促使全身的氣機流通，其法如下。

練習方法

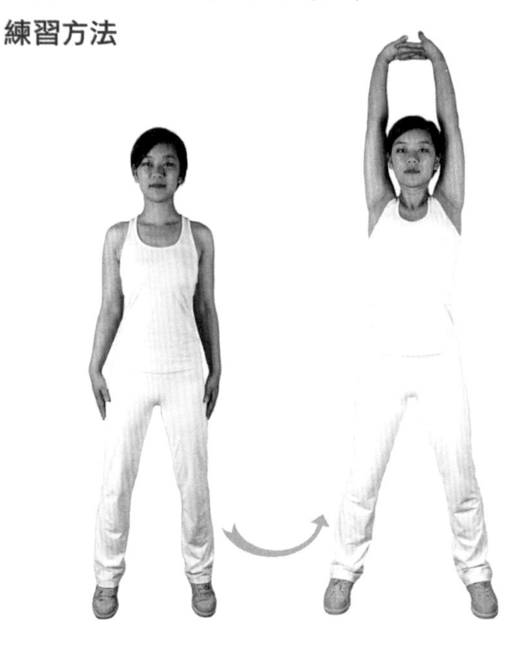

1 自然站立，雙腳分開與肩同寬，雙目直視。

2 雙手緩緩抬至頭頂，手掌向上交叉合併，與此同時頭部也隨著手的抬起向上仰望，足尖同樣跟隨手抬起的速度而慢慢起落，反覆 6 次，雙掌向下，並在體前緩緩放下，直至按至小腹。

練習作用

疏理三焦，調和氣血，抗衰老。

注意事項

動作應與呼吸協調配合，手臂上舉時深吸氣，足跟離地站立的片刻，呼吸可稍停頓，兩臂放下時深呼氣。

動作要講究「圓活」，不要太「直來直去」，這樣有利於血液運行。

太極雲手，保持心肺好機能

隨著年齡的增高及運動量的下降，老年人的心血管彈性降低，呼吸肌及肺泡萎縮，關節靈活性、柔韌性均減弱，從而導致心肺功能和平衡能力均有不同程度的下降。多練習太極「雲手」，能夠明顯地改善這一狀況。

練習雲手的步驟

1. 站立，重心在左腿上，右腳向右，側行開步；右手依次向下向左向上畫弧。

2. 左手向上向左畫弧配合吸氣；這時小腹內收，橫膈肌上提，胸廓擴展。

3. 重心移到右腿上，左腿提起向右腳並步（小開步），左手向上向右畫弧，右手向右邊旋邊推掌，配合呼氣。

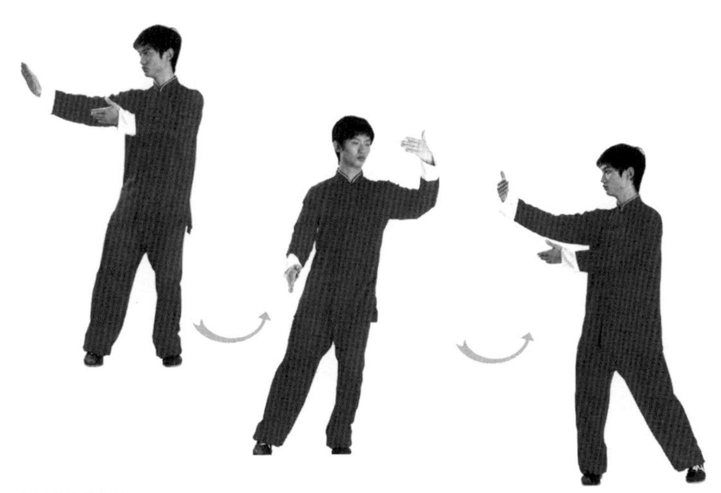

練習雲手的訣竅

雲手，表面看起來是手的擺動，實際上是用腰帶手，先向左鬆腰轉腰帶動手，而不是孤立地擺動。所以太極拳歌訣裡說，「刻刻留心在腰間，腹內鬆靜氣騰然。」

練太極不但要以腰為軸，意念也要灌注於腰間，並且氣力、想像都要很注重丹田、氣海、命門這些部位，使整個腹部的氣血感覺非常流暢。腰部在練拳時要求是「鬆」、「沉」，就是為了有助於「氣沉丹田」。

放風箏，養目護頸椎

放風箏時，挺胸抬頭，左顧右盼，可以保持頸椎、脊柱的肌張力，保持韌帶的彈性和脊椎關節的靈活性，有利於增強骨質代謝，增強頸椎、脊柱的代償功能，既不損傷椎體，又可預防椎骨和韌帶的退化。放風箏實在是老祖宗留給我們防治頸椎病的一個好方法。

老人要注意安全

老年朋友放風箏時注意做好準備運動、避免猛然轉頭。放風箏時，頭頸需較長時間後仰，如果在放風箏前頸部沒有完全活動開，長時間的後仰會加重大多數老人本來存在的椎動脈受壓、痙攣等情況，產生腦部供血供氧不足而導致頸性眩暈，進而出現站立不穩等症狀，極易導致危險事件的發生。

老人在放風箏前，要做 5 ～ 10 分鐘的頸部準備活動：眼睛應以平視為主，頭頸平仰交替，活動幅度應慢慢加大，不宜一開始就大幅度地活動頸部。

放風箏的注意事項

1. 盡可能選擇公園、廣場、郊區、田野等寬闊平坦的場所，因為放風箏時人經常要倒行，而且注意力多集中在空中，需要特別注意，防止絆倒摔傷。

2. 老年人的眼部功能已開始退化，可能出現退行性眼病變，戴墨鏡可防止紫外線對眼睛的傷害。

3. 注意仰頭不宜過久。仰頭的時間太久，容易造成頸肩部肌肉緊張、疲勞，加重病情。特別提醒有椎動脈供血不足者，在放風箏時要儘量避免突然轉頭，防止椎動脈供血不足而發生腦血管意外。

4. 糖尿病患者要量力而行。運動前要充分活動頸部、腿部，運動中儘量避免來回奔跑。

5. 一次放風箏時間不宜過長，尤其是初放風箏者易因長時間仰頭而疲勞，一般每次 2 ～ 3 小時即可，否則可能適得其反而不利於頸部的放鬆。

「心血管體操」—與山共舞

人在爬山時每一步都需要付出比平時大許多倍的體力。爬山者有一個共同的感覺：心跳加速、呼吸頻率加快。初爬者還有很強的肌肉疲勞感。這種由肌肉耗能形成的人體心血管系統運動，被稱為「心血管體操」。

爬山形成了獨特的心血管運動特點

雙腿交替攀登，使雙腿肌肉收縮，肌肉間隙中的壓力升高，靜脈血管受到擠壓，使回心血流加速；而肌肉鬆弛時，肌肉間隙中壓力降低，能從毛細血管和動脈吸引血流，再向心房方向推送。骨骼肌收縮與放鬆的節律運動促進靜脈血回流，對心臟可起到輔助泵的作用。

爬山中的雙腿運動能克服重力影響，有效降低下肢的靜脈壓，減少下肢血液淤滯。爬山的運動節律平穩，血流量對血管壁的壓力比較固定，這種平穩和固定作用在肌肉壓力下對血管壁如同做了「按摩」，對恢復血管的彈性有著積極的作用。從對心臟的影響上看，如果爬山姿勢正確，對心臟的負擔不大。不過，心臟病患者還是要遵醫囑，量力而為。

爬山是一門藝術

有人超支體力向山上行進，造成心動過速；有人長期爬山，卻感覺體能沒有進展。

以上這兩個問題的解決辦法同樣是要密切注意運動時的心率，保持心率在最大心率的 60% ～ 70% 範圍之內，爬山運動就比較安全、有效；如果超過 85% 的最大心率，要適當減慢爬山速度，做深呼吸，放鬆、整理，等到心率減至「有效心率範圍」內，再繼續保持。有七成的老年人在走陡坡或登山時，脈搏很容易達到最大值，因此在運動過程中對老年人要特殊照顧。

老人爬山 7 項注意

1. 要因人而異。如果患有心臟病，最好不要爬山。另外患有癲癇、眩暈症、高血壓、肺氣腫病的人，也不宜爬山。

2. 注意多喝水。一方面稀釋血液，同時可以減輕運動時的缺水程度。在爬山時要注意隨時補充水分，可儘快恢復體力。

3. 要循序漸進。爬山前先做熱身，然後按照呼吸頻率，逐漸加大強度。速度不宜過快，以沒有不良反應、不明顯喘氣為度。爬山時多走坡道，少上臺階。因為上臺階，髕骨負擔很重，很容易引起膝關節疼痛。

4. 要注意休息。爬山中途休息應長短結合，短多長少。短休息以站著休息為主，長休息應先站一會兒再坐下休息。

5. 扭傷切忌局部按摩。最好冷敷 20 ～ 30 分鐘，便能達到消腫和止痛的作用。出發前可以隨身帶一點創可貼、紫藥水等，以備不時之需。

每天壓壓腿，腿不衰人不老

清晨公園裡，總可以看到不少上了年歲的老人，將一條腿擱在欄杆、矮牆或石凳上，並不時隨著手的按壓、軀體的彎曲作壓腿動作，邊聊天邊鍛煉。不過，老年人平衡能力下降，肌肉彈性差，骨關節已經發生退行性改變，如果壓腿不注意技巧，很容易造成受傷或摔倒。

抬腿高度不宜超過 45 度

很多老人鍛煉時喜歡壓腿，尤其是對那些年歲較大而不便參加慢跑、爬山、打球等劇烈或用力較多運動的老年人來說，做些壓腿鍛煉，能改善身體狀況，延緩衰老，起到健身的效果。傳統醫學認為，壓腿鍛煉既可疏通經絡，達到「通則不痛」的治療效果，還可產生類似按摩和針刺的作用，使腰痛、腿痛、髖部不適等症狀得到緩解和消除。

對於初練者和老年人來說，壓腿的高度不能太高，腿抬起後別超過髖關節，兩腿之間的角度以 45 度為宜。別看這個高度顯得矮，卻是最安全的，因為這個角度使髖關節保持在自然的生理狀態，對老人而言也較容易達到，不容易摔倒和對關節造成損傷。壓過一段時間，關節活動開了，再選擇稍高一些的高度才比較穩妥。

壓腿鍛煉的 5 項原則

壓腿時應遵循下列 5 項原則：

一要穩。擱腿時，單腿獨立必須站穩，最好能有個把手，以調節平衡，避免搖晃失重跌倒。

二要低。擱腿不要一味求高，要適可而止，更不能與人攀比互相爭高。

三要輕。壓腿用力要輕，不能過猛，以免腰腿肌肉骨骼造成損傷。

四要緩。壓腿的動作宜緩慢，以免快中出錯。

五要短。擱腿的時間，不宜過長，一般每次應在 3 ～ 5 分鐘之間。總之，壓腿鍛煉要循序漸進，適可而止。

啞鈴舉一舉，肌肉不退化

年齡漸增，而肌肉漸衰，這是人體老化的顯著表現之一，在醫學上被稱為「少肌症」。通過一些鍛煉可延緩肌肉衰退，力量型運動就是極為重要的干預方式。我們每天買菜、上下樓等多多少少還能鍛煉到下肢，但上肢卻用得很少，所以老年人的頸肩肌肉退化非常明顯，很有必要通過啞鈴等鍛煉來延緩肌力下降。

啞鈴鍛煉從小負荷開始

力量訓練建議從最輕量的啞鈴開始，循序漸進，逐漸增加啞鈴的重量。用啞鈴鍛煉的時候不要大幅度甩動啞鈴，不要總是重複一種動作，否則容易使手腕、肘關節、肩膀等部位受傷。呼吸要緩慢而有節奏，不要憋氣，動作不要過分用力。

舉啞鈴，肩膀不疼

每週練習舉啞鈴 1 小時，即使啞鈴重量很輕（2 ～ 3 公斤的啞鈴），也能減輕頸部和肩部的疼痛、僵硬。

直立，雙手持啞鈴垂於體側，掌心相對，兩肘靠身體兩側。以肘關節為支點，向上舉啞鈴，同時前臂外旋掌心朝上，舉至最高點，稍停，然後還原。注意呼吸方法，一般胸廓外展或者上舉時吸氣，內收或者下落時呼氣。

持鈴擴胸運動，延緩心肺衰老

拿著啞鈴做擴胸運動，能逐漸使胸大肌發達起來。胸大肌是吸氣的輔助肌，胸肌發達可使呼吸更加充分和暢通，並能增強肺的功能效果，還可增強對心臟的鍛煉。

手握小啞鈴走路或跑步，減肥控糖

肌肉是身體裡最大的糖脂代謝庫，所以說，如果肌肉組織發達，對控制血糖是有好處的。

實驗證實，上下交替的鍛煉，能夠使上下肢都得到均衡的鍛煉，比如在走路時手握小啞鈴，有意識地甩手；跑步時雙手拿著啞鈴。這種運動方法其實就是「負重鍛煉法」，有助於消耗更多的熱量、減少體內脂肪、加強肌肉力量和促進新陳代謝，是減肥、控制血糖的好方法。

啞鈴練習每週至少兩次

啞鈴練習每週至少做 2 次（最好 3 次），隔天進行，不要連續 2 天內鍛煉同一部位的肌肉。每次力量練習可選 5 ～ 10 個動作，涉及不同肌群，每個動作做 3 組，每組重複 10 ～ 15 次， 每組間休息 2 ～ 3 分鐘。

手腳精細運動，啟動神經末梢

為什麼一個小石子就能把老人絆倒？這是因為神經系統對肌肉的調動能力不夠了，所以老人運動最主要的目的是加強神經的控制能力。一些精細的運動，比如手指操、各種球類或是平時按一定頻率進行四肢運動等，都會刺激神經系統，讓它衰退得慢一點。

捷巧的精細運動

看電視或是閒暇時間用腳在地上寫字也是不錯的鍛煉方法，腳不用夾筆，只做動作就行，寫自己的名字、孩子的名字都可以。

手部精細動作鍛煉

手部精細動作鍛煉，即練習扣紐扣、寫字、折紙等日常動作。

大腦靈活性鍛煉

除了槌球、乒乓球外，手指操等雙手精細運動效果也不錯。簡單的手指操是：雙手握拳，從小指開始逐漸將手指用力伸開，再從小指開始依次內收握拳。身體狀況不佳的老年女性可以做些手工活，如織毛衣、十字繡等，還可以把混在一起的綠豆、紅豆、黑豆分別揀出來，都有助於增強大腦功能，延緩神經衰老。

文玩核桃預防心血管病

俗話說「文玩核桃，武玩鐵珠」。現代科學證明，揉核桃能夠延緩機體衰老，對於預防心血管疾病有很大作用。文玩核桃與食用核桃有一定區別，一般文玩核桃選用尚未成熟的野生核桃，挑選兩隻紋理清晰，形狀、大小、重量差不多的為宜。揉玩的時候以兩隻核桃不相互摩擦或碰出聲響為佳。

練平衡：防腦衰，防跌倒

老年人由於運動系統功能與神經系統功能衰退，肌肉老化，特別是背部肌力減弱，使身體重心前移，容易造成前傾而跌倒，產生嚴重後果。如平時堅持做平衡鍛煉，不僅可增加四肢的能動性及屈曲性，而且可以幫助調節迷走神經，從而改善平衡功能，防止跌跤。

「金雞獨立」練平衡

太極拳中的「金雞獨立」也比較適合練平衡。兩眼微閉，雙手自然放在身體兩側，任意抬起一隻腳，腿儘量抬高。要注意的是，儘量閉著眼，這樣調節平衡就不是靠雙眼和參照物之間的距離來調整，而是靠調動大腦神經對身體各個器官的平衡來進行調節。這時會感覺腿部前後、內外側的肌肉都在為了保持平衡而用力，也就有了鍛煉肌肉的效果。此外，太極拳中的「推手」、五禽戲中的「鳥戲」等動作也很適合鍛煉平衡性。

常練平衡防跌倒

站姿練習：將重心移到左腿上，慢慢從 1 數到 20，再將重心移到右腿上，慢慢從 1 數到 20，重心交替在左右腿上移動，重複做 10 次以上。

另一種練習方法是，身前放置桌、椅各 1 個，慢慢地從桌子上拿起一物體，把它放在椅子上，然後再把它放回桌子，如此反覆搬動物體，做 10 ～ 30 次。接著將這個物體在桌子與地面間上下搬動，做 10 ～ 30 次。

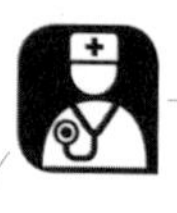

醫生不說你不知道

跌倒是老年人傷害死亡的重要原因，早晨是老年人最容易發生跌倒的時間段，原因之一是，淩晨很多老人的血壓會升高。還有另一個原因就是早晨起床，老人的關節還沒活動開，肌肉比較僵硬。可用「三個 30 秒」來避免，即醒了以後先躺 30 秒，起來以後再坐 30 秒，站起來以後再定 30 秒，慢慢地來。這三個「30 秒」主要是為了讓肌體對血壓及心率的調節能力有一個逐漸適應的過程。

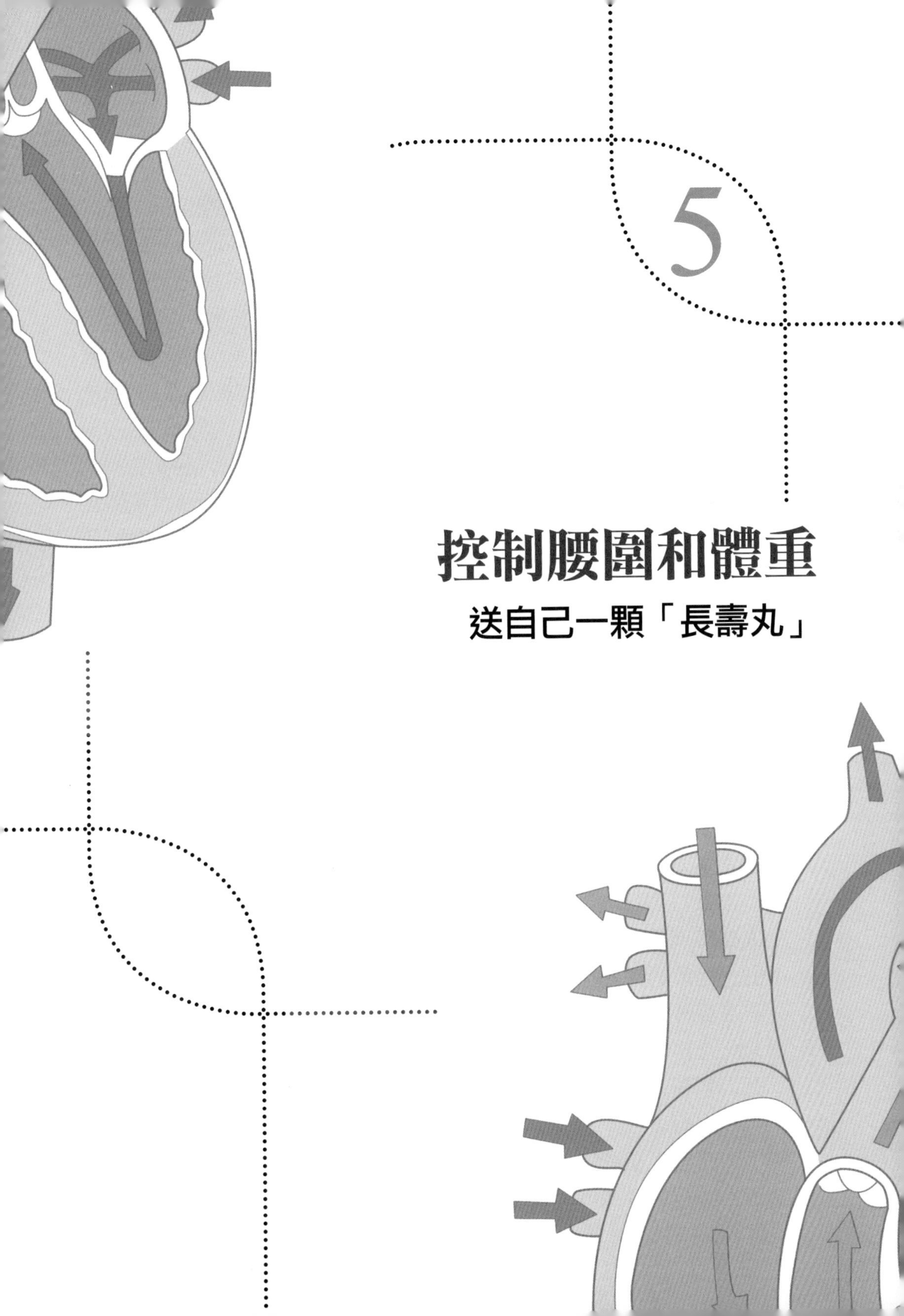

5

控制腰圍和體重

送自己一顆「長壽丸」

腰圍長一寸，壽命短一截

健康腰圍是多少

腰圍大，不單單是形象的問題，它反映出的是內臟脂肪超標，這才是傷害健康的根源。目前研究表明，肥胖是多種疾病的「源頭」，包括心腦血管病、呼吸功能障礙、胃食管反流、糖尿病、高血脂、脂肪肝、膽囊結石、關節炎、多囊卵巢綜合症、癌症等。因此，「減腰圍、增壽命」應該成為一句口號。

普通人群也要測量腰圍

即使是體重正常的人，腰圍增加也同樣是心血管病患病風險升高的標誌。應該像重視病人的血壓、血脂、血糖水準一樣，重視病人的腰圍。作為普通人群，也要自己測量腰圍。

標準腰圍和如何測量腰圍

既然腰圍和健康緊密相關，如何測量，多少算是標準健康的腰圍呢？世界衛生組織推薦的腰圍測量方法：被測者站立，雙腳分開 25 ～ 30 公分，體重均勻分配。測量大致在臍線位置。將測量尺緊貼軟組織，但不能壓迫，測量值精確到 0.1 公分。

對於標準腰圍，肥胖症的外形分兩種，即腹型肥胖及均勻型肥胖，又稱為蘋果型肥胖及梨型肥胖。前者指肥胖主要在腹部，也有人稱之為老闆肚、啤酒肚等。但如何測定腹內脂肪呢？醫學上可以用核磁共振掃描（MRI），從橫斷面上測量腹部脂肪的面積。不同的人種腰圍的正常值不太一樣，所謂的正常值是指在這個腰圍點以下的，得病的機會少，相對安全。

在亞洲，女性腰圍超過 80 公分（也就是 2.4 尺）、男性腰圍超過 90 公分（也就是 2.7 尺），就有患心血管病和糖尿病的危險。

5 個習慣導致腰圍增加

1. 吃飯太快，很容易就吃飽了，吃飽以後還使勁吃，就吃得過飽了，而且不易消化。

2. 味重、食慾好、吃得香、老想吃，飲食上不加以控制就會超量。

3. 愛喝啤酒。因為酒是糧食做的，糧食裡面就含有葡萄糖，酒精裡面是乙醇，乙醇在身體裡代謝分解以後也產生熱量，這個熱量被吸收了以後，多餘的熱量就會變成脂肪。我們說啤酒是液體麵包，就是糧食，不要多喝，少一點可以。

4. 飯後坐著不動、打電話、看電視……這也是不良的飲食習慣，特別是晚飯以後，你也有時間了，應該到外面去做適當的運動，沒有條件的走路也是非常好的運動。

5. 吃飯以後就睡覺。

控制腰圍的 4 個法寶

如果腰圍已經開始預警，那最好從以下幾個方面做些調整。

合理安排飲食

少食油炸食品和鹽，儘量不吃油膩食物；儘量減少吃點心和加餐，控制食慾，七八分飽即可。儘量採用煮、煨、燉的烹調方法，用少量油炒菜。養成飲用白水和茶水的習慣。晚餐用新鮮蔬果代替部分主食。

加強鍛煉

創造儘量多活動的機會；每天安排一定時間進行中等強度的體力活動；增加身體活動量應循序漸進，對運動量和持續時間安排要恰當。如果樓層不是很高，不妨將坐電梯改為爬樓梯。瑞士的一項研究指出，堅持 12 周爬樓梯鍛煉，能減少患心臟病的風險。建議老年人上樓時可以適當爬爬樓梯，下樓時可以乘坐電梯，因為下樓的動作對膝關節影響大。經常穿高跟鞋的女性最好常備一雙平底鞋，可以提高其多步行的意願。

行為療法

制訂的減重目標要具體、且是可以達到的，例如：以「每天走路 1 小時或每天走 1 萬步」代替「每天多活動點」；開始時每天走路 30 分鐘，逐步增加到 45 分鐘，然後到 60 分鐘。

藥物治療

對於種種原因體重仍然不能減低、或行為療法效果欠佳者，可考慮用藥物輔助減重，但必須在醫生指導下進行治療。

每天 1 萬步，瘦腰預防慢性病

每天快走 1 萬步，可有效預防慢性病。控制體重不能單純節食，關鍵是要保持吃動平衡，而走路是最便捷的運動方式，每天快走 1 萬步，就能達到吃動平衡。

全部走完需要 1 小時 40 分鐘左右，如果不能走完，做家務等體力活動也能代替一部分。多進行散步、遛狗、逛街等活動。

利用上下班時間：充分利用外出、工作間隙、家務勞動和閒暇時間，盡可能地增加「動」的機會。利用上下班時間，增加走路機會，如坐公車，提前一站下車，走路上班等。

減少久坐時間：辦公室工作過程中，能站不坐，如站著打電話、能走過去辦事不打電話、少坐電梯多爬樓梯等。

體重超標是很多慢性病的源頭

「內臟胖」與「體形胖」

有的人去看醫生，醫生告訴他：「你的內臟脂肪超標，內臟年齡比你的實際年齡大 6 歲，要注意合理飲食和適當鍛煉。」聽到醫生這番話，許多人大感意外。因為很多人家裡有一個體重計，平時經常稱一稱體重，一直認為自己體重在合理範圍，沒有超標，為何出來一個「內臟脂肪超標」？

當心內臟肥胖病

聽說過內臟肥胖症嗎？所謂內臟肥胖症就是體內營養過剩，堆積在內臟引起的代謝綜合症。臨床表現為脂肪肝、酒精肝、膽囊炎、胰腺炎、痛風、食管反流等病症。腰圍大，是反映內臟脂肪超標的信號。

體形胖位置不同，危害不一樣

脂肪堆積位置不同對健康的影響不同。以下分別針對脂肪堆積的部位一一說明。

1. **腹部**：這是最糟糕的情況，腹部脂肪會導致體內產生過多炎性蛋白，流向血液、肝臟、肌肉和大腦，有害健康。

2. **心臟**：容易引發高血壓、高膽固醇、胰島素抵抗、睡眠呼吸暫停，提高心臟病的發作概率，甚至死亡的風險。

3. **肝臟**：肝臟周圍若有脂肪堆積，不僅會影響肝臟功能，還會產生胰島素抵抗，增加糖尿病的風險。

4. **腸道**：腸道內的微生物與維持正常的新陳代謝功能有關，若腸道有脂肪堆積，將會擾亂正常的微生物平衡，並導致胰島素抵抗等問題。

5. **肺部**：研究顯示，由脂肪或其他細胞所產生的小液囊或囊泡，會轉移至肺部和其他器官，傳遞有害物質，引發氣喘或其他疾病。

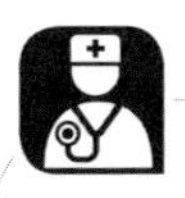

醫生不說你不知道

醫院的內臟脂肪測試，是通過測量體表脂肪、內臟脂肪、基礎代謝等指標，綜合分析出的人體內臟脂肪、皮下脂肪和肌肉的健康狀況。其中內臟的脂肪量通常被人們所忽略。雖然體重在正常範圍內，但是肌肉比例減少，內臟脂肪超標，因此，儘管總的體重沒有超標，但是脂肪和肌肉的比例「超標」了。

很多人都不知道內臟脂肪究竟是什麼，內臟脂肪與皮下脂肪不同，內臟脂肪圍繞著人的心臟、肝臟等胸腔和腹腔內的臟器，就像給內臟穿著「羽絨衣」。

BMI 正常，健康狀況不一定 OK

BMI 即體重指數，是國際常用衡量人體胖瘦程度以及健康的一個標準。

衡量人體胖瘦與健康的標準 BMI

BMI= 體重（kg）÷ 身高的平方（m^2）

例如：一位年齡在 32 歲，身高為 1.80m，體重 74kg 的男士，他的BMI值計算為BMI =74÷1.8^2=22.8（kg／m^2），屬於正常體重。受生理結構等因素的影響，男性與女性的 BMI 體重指數標準根據年齡變化也稍有區別。

BMI 如何劃分

BMI 劃分	男性		女性	
	30 歲以下	30 歲以上	30 歲以下	30 歲以上
較瘦	<13	<16	<16	<19
正常	14 ～ 20	17 ～ 23	17 ～ 22.9	18.5 ～ 23.9
超重	21 ～ 24	24 ～ 25	23 ～ 26.9	24 ～ 26.9
肥胖	≥ 25	≥ 26	≥ 27	≥ 27

BMI 正常，健康狀況就 OK 嗎

雖然 BMI 校準了體重與身高的關係，但也容易被誤讀。例如，BMI 未區分男女，也未考慮體重組成，更無法判斷超重是否跟健碩骨骼或肌肉所致。那些肌肉發達的運動員或健身者可能被錯誤地判定為 BMI 超高，而正常 BMI 者脂肪含量可能偏高。

BMI 指數靠近中間最佳

體重指數越向中間靠攏越好，越向中間值靠攏證明你的健康狀況越理想。如果體重指數低於 18.5，則是體重過輕。很多女性體重指數跌到了 17、16 以下還在減肥，就會造成另外一個極端，同樣損害健康。脂肪在身體當中很重要，因為雌激素就是脂肪裡面的膽固醇合成分泌出來的。如果太瘦的話，沒有膽固醇，分泌不出來雌激素了，就會缺少「女人味」。

體重正常≠體脂量正常

身體內臟脂肪的含量與皮下脂肪的含量密切相關，一般來說，兩者成正比。體重超重的人，皮下脂肪與內臟脂肪大多超標。但是也有一些人，體重在正常範圍，但是體內脂肪的含量卻超標。特別是老年人，隨著年齡增長，肌肉組織的重量逐漸減少，保持原有體重的原因之一，就是體內脂肪含量的增加。因此，體重正常並不表示體內脂肪含量正常。

看身體的脂肪率

體檢時不僅要看體重，還應看身體的脂肪率，特別是內臟脂肪指數。許多體重沒有超標的老年人，身體的肌肉量嚴重不足，肌肉、脂肪和水的合理比例被打破，腹部脂肪堆積，體形呈現蘋果型、鴨梨型。男性腰圍超過 90 公分，女性腰圍超過 85 公分，大都是典型的「內臟脂肪型」肥胖。醫學諺語裡說的「腰圍長，壽命短」就是這樣的道理。

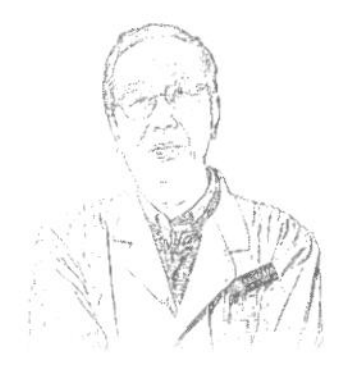

胡大一語錄

當人體內脂肪細胞的體積和細胞數量增多，並在某些局部（比如臀部、肚子）過多沉積，從而使身體中脂肪含量占總體重的比例異常增高時，肥胖就出現了。也就是說，「胖不胖」並不單純看體重，而是看體內脂肪的含量，或者叫「體脂百分數」。

為何肚子上的脂肪危害更甚

和體內其他部位的脂肪相比，腰部脂肪的新陳代謝更加活躍，一旦腹腔內脂肪積蓄過多，就會釋放出大量的脂肪酸進入血液，造成脂質沉積在動脈壁內，導致血管腔變窄、硬化，容易發生冠心病、心絞痛、中風等心腦血管疾病。

另外，腹部脂肪多，會引起脂肪代謝異常，導致高血壓和血脂紊亂；還會導致體內糖代謝紊亂，從而引發糖尿病。而高血壓、血脂紊亂、高血糖等都是心臟疾病的重要危險因素。

如果說肥胖是心血管健康的一大殺手，那麼腹型肥胖則是殺手手中的利刃，給予心血管健康致命的一擊。

判斷內臟脂肪是否過剩的方法

判斷內臟脂肪是否過剩，最簡便的方法是計算腰圍與臀圍的比值。

第一步：用卷尺測出腰臀比例（腰臀比例＝腰圍 ÷ 臀圍）。方法：筆直站立，輕輕吸氣，用卷尺測量肚臍上方腰圍與最凸出臀圍。如果男性腰臀比例在 0.9，女性在 0.8 以上，就表明是內臟脂肪過剩的高危人群，需要馬上進行第二步測試。

第二步：測試腰腹皮下贅肉。方法：試著捏肚臍周圍，如果能輕鬆捏起 2 公分，表示堆積的是皮下脂肪，如果捏不起來，表示很多脂肪堆積在內臟裡。

內臟脂肪是誘發慢性炎症的幫兇

通俗地講，健康的肥胖是「該胖的地方可以胖，不該胖的地方不能胖」。人體中能胖的部位是皮下組織，因皮下脂肪不會誘發炎症，屬於「良性」脂肪，而人體中不能胖的部位是內臟（肌肉、肝臟、心臟、胰腺），因內臟脂肪可以誘發炎症，屬於「惡性」脂肪。

醫生更關心看不到的那些脂肪

雖然腰間贅肉和雙下巴是讓人討厭的脂肪，但內臟脂肪才是更需要關注的。據哈佛大學醫學院的研究顯示：腹部的內臟脂肪會填補人體器官間的空隙，但這種脂肪過多，會釋放有害物質，增加人們罹患慢性疾病的風險。

有些人看起來身材勻稱、體重也算正常，但其體脂率偏高，這些人的身體狀態比那些全身肥胖的人還要糟糕。內臟脂肪主要存在於腹腔內，如肝、胰、胃、腸道等器官的周圍和內部，它的明顯表現是腹部肥胖。

內臟脂肪比皮下脂肪對身體的危害更大、更直接，一個人體內有過多的內臟脂肪，會增加患糖尿病、心臟病和其他各種代謝性疾病的風險，因此內臟脂肪也被稱為「危險的脂肪」。

調整飲食，增加運動

「內臟胖」的人，除了要特別注意控制飲食，防止熱量過多攝入，還要進行一些有針對性的運動，增加或保持身體肌肉的比重。比如負重運動、腹式呼吸、快步走等。

總之，保持適量運動，保證熱量的「收支平衡」，這是日常生活中避免內臟脂肪堆積的最基本方法。如要減少內臟中已經堆積的脂肪，就必須「吃得少一點，動得多一點」。在飲食上，要改變以往的烹飪習慣，多涼拌、多清蒸、少爆炒，避免吃油炸食品。還要改變久坐不動、經常熬夜等不良生活、工作習慣。

「外瘦內胖」的人警惕代謝病

中國有句俗語：千金難買老來瘦。因此，很多老年人都羨慕別人瘦削的身材。可是，外表瘦削的老人體內並不一定沒有隱藏不健康的脂肪。假如他們很少運動，而且多有身體不適，那麼就可能有「代謝肥胖」之虞。這些人的 BMI 正常，但體內脂肪比例超標（男性高於 14% ～ 17%，女性高於 21% ～ 24%），他們患早期糖尿病的風險增加 4 倍，患高血壓或心臟病的風險增加 2 倍。

如何判斷「外瘦內胖」

如何判斷體內脂肪是否超標呢？一個最簡單的辦法是目測脖子的粗細（排除缺碘所致「粗脖子病」）。一項 3300 名 51 歲以上男女參加的研究顯示，脖子越粗，心血管代謝風險就越高。若脖子增粗 3 公分，血糖水準將大幅升高，而對人體有益的高密度脂蛋白的膽固醇明顯減少。採用電腦斷層掃描（CT）和核磁共振成像（MRI）等先進技術，還能準確測量體內脂肪的分佈及其含量。

合理運動＋健康飲食

「外瘦內胖」者的產生除了遺傳因素和內分泌失調等原因外，大多數人是由於生活方式不當，長期熱量攝入和熱量消耗不平衡所致，所以，減去體內脂肪的最好辦法就是合理運動和健康飲食。

「外瘦內胖」者每天可進行適度的體育鍛煉，如慢跑、散步、游泳、騎自行車、打太極拳等。舉個例子，張先生在檢查測試中實際年齡與內臟年齡完全吻合，這主要得益於他堅持運動的好習慣。每天上班坐公車，往往提前下車，走一段路。身高 1.7 米的張先生，行走的這段路程，正好滿足身體所需的運動量。

多吃水分足、膳食纖維豐富的食物能止餓。比如，水果、蔬菜、湯、煮熟的全穀食物等。每天至少有計劃地吃 2 次水果和 5 份蔬菜，最好選擇不同顏色的蔬果。魚類和海鮮含糖量很低，而且富含優質蛋白質，不僅能增加飽腹感，還可以減少心臟病的發生概率。減肥期間豐富的蛋白質攝入也有利於減少肌肉丟失。

瘦腰好技巧，想瘦就瘦

讓粗腰變細技巧一：喝水減肥

體重過重的人比一般人需要更多的水分（冠心病、心衰、腎衰病人除外），每天需要飲夠 8 杯水（200 毫升的杯子）。因為，充足的水分不僅可以加速體內代謝迴圈，促進脂肪的燃燒，還有助於減少饑餓感，縮減攝食慾望。

清早喝水減肚腩

吃早餐之前喝杯白開水或者添加了纖維素的水，能夠加速腸胃的蠕動，把前一夜體內的垃圾、代謝物排出體外，減少小肚腩出現的機會。雖然說早上喝水的選擇有很多，但是白開水仍然是最好的選擇。

餐前喝水減胃口

很多人都算不上肥胖，但是吃過飯後就會看見一個鼓囊囊的胃部凸出來，這是最標準的「啤酒肚」，即便是沒吃飯，這種胃也需要吸氣才能掩蓋。餐前喝杯水，能夠減輕饑餓感，減少食物的攝入量，時間長了，胃部也就小了。餐前喝水還可以補充身體需要的水分，加速新陳代謝。

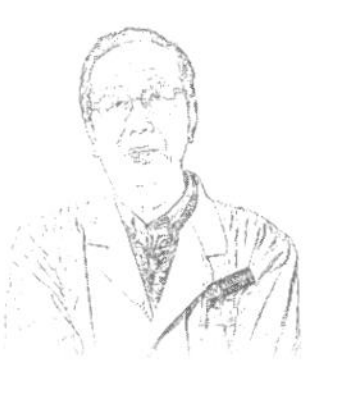

胡大一語錄

我一般不喝瓶裝水，每次出門我都會隨身帶個茶杯，而且我發現隨身帶杯子的好處還不少。

1. 手裡帶著茶杯可以提醒自己多喝水，很多人工作一忙，就顧不上喝水了，要知道人體 70% 的成分都是由水組成的，多喝水對健康蠻要緊的。

2. 寶特瓶非常不環保，是永久的污染。

下午喝水減贅肉

肥胖最主要的表現形式就是贅肉，這是因為久坐、高熱量食品造成的，而下午茶時分正是人覺得疲憊、倦怠的時候，更是因為情緒而攝入不必要熱量的脆弱時間段，代價當然就是贅肉。

這時，可以喝一杯花草茶來驅散這種因為情緒而想吃東西的欲望，同時，花草的氣味還能降低食慾，也算是為只吃七分飽的晚飯打下了基礎。

讓粗腰變細技巧二：飯前喝湯減食量

肥胖者可嘗試飯前喝湯，能產生一定的飽腹感，讓人放慢吃飯速度，還能減少正餐主食的攝入。

湯該在什麼時候喝呢

「飯前喝湯，勝似藥方」的說法有一定的科學道理，因為從口腔、咽喉、食道到胃，是食物消化的必經通道，吃飯前先喝幾口湯（或進一點水），等於給這段消化道加點「潤滑劑」，使食物能順利下嚥，防止乾硬食物刺激消化道黏膜， 西餐的湯總是第一個上場，而且量不太多，一小碗（150 ～ 250 毫升）而已。其實，這才合乎養生原則，因為適量的湯既可在餐前用來暖胃，又可讓餓壞了的肚子不至於一下子狼吞虎嚥而吃得太多、太急。

我們習慣飯後喝湯的最大問題，在於湯會沖淡食物消化所需要的胃酸，阻礙正常的消化，所以，吃中餐時同樣應先喝湯。

飯前喝湯有講究

飯前喝湯，喝多少、何時喝，這些都是有講究的。一般中、晚餐前以喝半碗湯為宜，而早餐前可適當多喝些，因為經過一夜的睡眠後，人體內的水分消耗較多。喝湯的時間以飯前 20 分鐘左右為宜。總之，喝湯應以胃部舒適為度，切忌飯前飯後「狂飲」。

值得注意的是，有些人喜歡吃飯時將乾飯或麵食泡在湯裡吃，這很不好。湯泡飯由於飽含水分，鬆軟易吞，人們往往懶於咀嚼，未經唾液的消化過程就把食物快速吞咽下去，這無疑會增加胃的負擔，日子久了容易導致胃病的發生。所以，不宜常吃湯泡飯。

喝原湯是否有助於減肥

古語云：「原湯化原食」。一般來講，「原食」指的是澱粉類食物，比如麵條、餃子、餛飩、湯圓等，「原湯」就是水煮這些食物後得到的湯，而「化」有「消化」的意思。所以「原湯化原食」的意思是，湯能夠幫助澱粉類食物消化吸收。

從現代營養學的角度分析，這個說法是有一定科學依據的。

一方面，麵粉中富含水溶性 B 群維生素，在煮的過程當中會溶解到湯裡；另一方面，部分溶解到湯中的澱粉，消化吸收速率比較快，可以促進胃酸和消化酶的分泌，更利於「原食」中澱粉的消化吸收，從而減少積食的危險。所以，喝點「原湯」可以補充 B 群維生素，促進胃酸分泌，增強食慾，調節糖代謝，幫助澱粉類食物更順利地轉變為熱量，有助於減肥。

但是，最好不要喝市售食品煮出來的「原湯」。很多市售的產品會加入大量的鹽，使「原湯」成了鹹湯，肥胖者一旦喝下去，就會加大患心血管病的風險。此外，餐館中的湯麵也含有較多的鹽，應少喝。

讓粗腰變細技巧三：提高膳食纖維攝入量

膳食纖維本身不產生熱量，卻能吸水膨脹，增加食物的體積，進食後讓人有飽腹感，有助於減肥者有效地控制飲食。而且，膳食纖維可減少部分糖和脂質的吸收，使體內脂肪消耗增多，能夠輔助減肥。

膳食纖維的來源

膳食纖維主要存在全穀（如糙米、糠皮、燕麥麩、小米、黑米、燕麥片、全麥粉等）、雜糧（如黃豆、紅豆、綠豆、黑豆、菜豆、豌豆等）、蔬菜（如芹菜、生菜、芥菜、四季豆、牛蒡、胡蘿蔔等）、水果（如櫻桃、紫葡萄、帶皮蘋果、草莓、柚子等）等食物中。另外，薯類和海藻類的食物也含有膳食纖維，如馬鈴薯、地瓜和海帶芽等。

因此，肥胖患者每天都要保證全穀雜糧的攝入。

製作混合主食降餐後血糖

肥胖患者在煮飯的時候，不妨用部分糙米、大麥、燕麥、小米、玉米粒等粗糧和白米飯等細糧「合作」，還可以在精白米麵中加入豆類雜糧做成豆飯、蕎麥飯、雜糧麵點等，口感就會比較容易接受。最好先把「粗」原料先在水裡泡一夜，以便煮的時候與米同時成熟。

膳食纖維的最佳食物來源

種類	膳食纖維（克）	種類	膳食纖維（克）
糙米	3.6 克	綠豆	6.4 克
麥麩	31.3 克	銀耳	30.4 克
全麥粉	12.6 克	黑木耳（乾）	29.9 克
蕎麥	6.5 克	魔芋	70.0 克
燕麥	5.3 克	紫菜	21.6 克
黃豆	15.5 克	海帶	23.8 克
豌豆	10.4 克	芹菜	2.6 克

（以上均為每 100 克可食部分計的量）

肥胖患者喝粥最好選用粗雜糧，如高粱、燕麥片、綠豆、紅豆、皇帝豆、菜豆……這不僅可增加膳食纖維，而且可使血糖降低。

如果你還不習慣於這些高膳食纖維的食物，可以慢慢增加量，並在一整天內將食用量平分。例如，早晨吃全麥麵包加水果，中午吃豆類和高纖蔬菜，晚餐喝燕麥粥或豆粥。

讓粗腰變細技巧四：讓脂肪在美食中燃燒

學會控制飲食是有效減肥的必要環節，可是很多人在努力減肥時都難以控制食慾，一旦餓了，可能會抵擋不住食物的誘惑，使減肥功虧一簣。其實，只要掌握基本的飲食技巧，就能巧妙控制食慾增加飽腹感。

飯前吃高纖維水果墊底

水果是低熱量食物，飯前先吃低熱量食物，比較容易把握一頓飯裡總熱量的攝入。水果體積大，飯前吃有利於填充胃袋，產生飽腹感，減少正餐熱量攝入，對控制體重最為有利。因此，要想減肥，水果最好飯前吃。吃水果的正確時間應該是飯前 1 小時，只要不是特別酸澀的水果均可，如蘋果、梨、藍莓、桃、香蕉、火龍果、無花果等高纖維水果。

飯中多吃高纖維的清淡蔬菜

蔬菜中含有豐富的膳食纖維和維生素，可延長碳水化合物的分解時間，從而延遲糖分在小腸裡的吸收，增加飽腹感。飯中多吃些低熱量、高容積的高纖維蔬菜，如番茄、黃瓜、冬瓜、大白菜、芹菜、菠菜、綠豆芽、A 菜心、茼蒿等。

記得蔬菜的烹煮方式應儘量用涼拌，不要放太多油。

製作涼拌菜，用沸水鍋焯水應掌握以下關鍵：

1. 葉類蔬菜原料應先焯水再切配，以免營養成分損失過多。

2. 焯水時應水寬火旺，以使投入原料後能及時開鍋；焯制綠葉蔬菜時，應略滾即撈出。

3. 蔬菜類原料在焯水後應立即入冷水放乾，以免因餘熱而使之變黃、熟爛的現象發生。

用餐時先喝豆粥或燕麥粥

用餐時先喝豆粥或燕麥粥，後吃炒菜和主食。選擇最後再吃主食，因為之前已喝粥，此時應該不會感覺很餓了，就不會吃太多主食，不但能避免饑餓，還能減少熱量攝取。

吃飯之前先墊幾口蔬菜，然後吃一口米飯，吃兩口蔬菜，注意細嚼慢嚥。這樣的吃法，有助於增加飽腹感。

讓粗腰變細技巧五：控制卡路里的烹飪法

烹飪秘訣 1 用燉、蒸、汆、拌等烹調方法

在日常烹飪方法中，油煎、油炸、焗、紅燒、爆炒等耗油較多；而燉、蒸、汆、拌等烹調方法，一般用油量較少，有的可完全不用油，同樣能使菜肴味道鮮美。例如，清蒸魚，僅放少許油，味道就非常鮮美。涼拌海帶、黃瓜等，只要把其他調料配好，不放油或僅滴幾滴香油即可。

烹飪秘訣 2 用微波爐、不粘鍋

使用微波爐、不粘鍋，這樣可少用一些油潤鍋，從而減少熱量的攝入。

烹飪秘訣 3 烹飪秘訣四：使用烤箱

烤箱既能除去多餘的油，以降低熱量，又能烤出香噴噴的美食。此外，烤魚或肉時在盤底鋪上鋁箔紙，可吸去溶出的油脂，從而降低食物中的熱量。

烹飪秘訣 4 以水代油烹調法

以水代油烹飪法簡稱「水滑法」，它運用於副食烹調中，有助於降低菜肴製品的脂肪含量，減少營養素的損失，符合色、香、味俱全的要求。它的做法是：將加工成一定形狀的主要原料，附加一些其他原料上漿後放入開水鍋中汆一下，加工成半成品。

烹飪秘訣 5 食材切成大塊烹飪

菜切成大塊烹飪時一般吸油少，而在切得很細小的時候油和菜難區分，吸油量自然多了，吃下去攝入熱量就會高。所以少吃油的一個關鍵是要注意刀工不要太細。

茄子易吸油，燒茄子時將茄子直接入油鍋燒炒會消耗大量的烹調油，如能將茄子切好後上蒸籠蒸幾分鐘再燒，不僅省油減熱量，而且味道好。

瘦身好辦法：合理運動＋健康飲食

制訂一份完美的飲食＋運動計畫

制訂飲食＋運動計畫實例

飲食方式選擇：減肥食譜並非單一的低卡路里飲食，而是根據每個人的身體狀況與個人喜好選擇飲食組合。有一個總原則就是提高蛋白質和膳食纖維的攝入比例，降低碳水化合物的比例。在食物選擇上應有所偏重，如蛋白質有較高的飽腹感，早餐用牛奶加雞蛋的組合就比單純一大碗麵或 2 個饅頭的組合更抗餓，儘管它們熱量大致相同。建議熱量攝入每天減少 300 ～ 500 大卡，嚴格控制油和脂肪的攝入。減肥速度以每月 2 ～ 4 公斤為宜。

運動方式選擇：提倡個人喜歡的運動＋「零碎運動」。每天累計達到 60 ～ 90 分鐘中等強度有氧運動，每週 5 ～ 7 天；肌肉鍛煉隔天進行，每次 10 ～ 20 分鐘，這種運動方式達到了一定的強度和一定的時間，更能燃燒脂肪。但新的研究發現，隨時隨地運動，也有效果，適合每天拿不出足夠時間去運動的肥胖者。

成人糖尿病熱量供給標準表（單位：大卡）

勞動強度	舉例	身體消瘦	體重正常	超重或肥胖
輕體力勞動	教師、售貨員、辦公室職員、鐘錶修理工	30	30	20~25
輕	學生、司機、電工、外科醫生	40	35	30
中等	建築工、搬運工、伐木工、農民、舞蹈演員	40~45	40	35
臥床休息		15~20	20~25	15

全天所需總熱量（大卡）＝
〔身高（公分）－１０５〕× 每天每公斤標準體重需要的熱量（大卡／公斤）

不同熱量的飲食運動計畫

運動所消耗的能量標準

運動強度	消耗 1 單位能量（80 大卡）	
	所需的時間	**運動的種類**
非常輕	30 分鐘	散步、家務（洗滌、掃除）、體操（輕）、乘坐公共交通工具（捷運、公車且呈站姿）
輕	20 分鐘	快步走、洗浴、下樓、騎自行車（平地）、廣播體操、打高爾夫球
中等	10 分鐘	慢跑、上樓、騎自行車（坡道）、打網球（練習）
強	5 分鐘	長跑、跳繩、籃球、游泳（蛙泳）、劍道

1200 ～ 1500 大卡的人物舉例

身　　高：165 公分　標準體重：60 公斤

實際體重：72 公斤　BMI：肥胖（對照第 126 頁的 BMI 體重指數標準表）

〔BMI= 體重（公斤）÷ 身高的平方（公尺 ^{2}）=72÷（1.65）^{2}=26.4〕

勞動強度：輕體力勞動（教師、售貨員、辦公室職員、鐘錶修理工）

超重（或肥胖）的輕體力勞動者，每天每公斤標準體重需要的熱量為：20~25 大卡

每日所需總熱量：1200 ～ 1500 大卡 ／ 日

1200 ～ 1300 大卡的食譜舉例

早餐（420 大卡）	午餐（450 大卡）	晚餐（360 大卡）
饅頭 100 克，地瓜粥（地瓜 50 克、小米 25 克），拌雪菜（雪菜 150 克、香油 2 克）。	蒸米飯 200 克，蔥辣豆腐（豆腐 150 克、蔥 50 克、紅辣椒 2 個），高麗菜炒蘑菇（高麗菜 200 克、蘑菇 50 克、植物油 5 克），冬瓜鳥蛋湯（鳥蛋 2 個、冬瓜 100 克，水發冬菇 10 克）。	羊肉白菜餡餅 1 個（麵粉 100 克、羊肉 50 克、白菜 200 克），玉米麵粥（玉米麵 20 克），冷拌綠豆芽（綠豆芽 250 克、香油 2 克），蘋果 150 克。

運動方案舉例

有氧鍛煉
週一至週五，每天快走至少 30 分鐘（也可利用每天上下班時間，往返各走 15 分鐘），週六打羽毛球 30 分鐘。
肌肉鍛煉
啞鈴鍛煉隔天進行，每次 10 分鐘。
提示
對於減肥，零碎的時間一定要利用起來做運動，不管是 3 分鐘還是 5 分鐘，而且能站著就別坐著。

1400 ～ 1500 大卡的食譜舉例

早餐（485 大卡）	午餐（565 大卡）	晚餐（416 大卡）
花卷 150 克（熟重），紅豆粥（紅豆 10 克、粳米 20 克），菠菜拌胡蘿蔔（菠菜 150 克、胡蘿蔔 100 克、香油 2 克）。	雜糧飯（粳米 25 克、黑米 25 克、玉米 25 克、高粱米 25 克），砂鍋凍豆腐（凍豆腐 100 克、水發木耳 25 克、小白菜 100 克、植物油 3 克），豆芽炒韭菜（綠豆芽 200 克、韭菜 100 克、植物油 5 克）。	蒸地瓜 150 克，小米粥（小米 50 克），蒜蓉茼蒿（茼蒿 200 克、植物油 5 克）。

運動方案舉例

有氧鍛煉
週一、週四快走累計 10000 步（約 90 分鐘），週末打乒乓球 60 分鐘。
肌肉鍛煉
週二、週五啞鈴鍛煉 20 分鐘。
提示
在這 10000 步中，希望有 6000 步是連續完成的。把運動和生活中的體力活動作一個比較好的結合。

能量消耗計算

活動項目		身體活動強度		能量消耗表〔Kcal ／（標準體重·10min）〕	
				男（66kg）	女（56kg）
步行	慢速（3km ／ h）	低強度	2.5	27.5	23.3
	中速（5km ／ h）	中強度	3.5	38.5	32.7
	快速（5.5 ～ 6 km ／ h）	中強度	4.0	44.0	37.3
	很快（7km ／ h）	中強度	4.5	49.5	42.0

1600～1700 大卡的食譜舉例

早餐（434 大卡）	午餐（748 大卡）	晚餐（515 大卡）
豆漿 200 克，茶葉蛋 1 個，蔥花卷（麵粉 75 克），雙耳熗苦瓜（水發黑木耳 10 克、乾銀耳 5 克、苦瓜 100 克、植物油 3 克）。	米飯（粳米 100 克），蒜香四季豆絲（四季豆 150 克、植物油 3 克、大蒜 10 克），排骨燉藕片（排骨 100 克、藕 45 克、植物油 3 克）。	涼拌寬心麵（寬心掛麵 100 克、香油 2 克），椒油筍丁（A 菜心 150 克、植物油 3 克），椒香肉末茄子（尖椒 50 克、瘦豬肉 50 克、紫色長茄子 100 克、植物油 3 克）。

運動方案舉例

有氧鍛煉

隔天游泳 40 分鐘，週末快走 1 小時。

啞鈴鍛煉

分多次進行，隔天進行，每次不少於 10 分鐘。

提示

40 分鐘除去熱身、放鬆時間，可分 2～3 次做完。如果體力差，可以一口氣游 10 分鐘，累計游夠 30 分鐘，但運動強度要達到。

能量消耗計算

活動項目		身體活動強度		能量消耗表〔Kcal ／（標準體重·10min）〕	
				男（66kg）	女（56kg）
游泳	踩水，中等用力，一般	中強度	4.0	44.0	37.3
	爬泳（慢），自由泳，仰泳	高強度	8.0	88.0	74.7
	蛙泳，一般速度	極高強度	10.0	110.0	93.3
	爬泳（快），蝶泳	極高強度	11.0	121.0	102.7
	乒乓球	中強度	4.0	44.0	37.3

1800 ～ 1900 大卡的人物舉例

身　　高：168 公分　標準體重：63 公斤

實際體重：75 公斤　BMI：超重

勞動強度：中等體力勞動（學生、司機、電工、外科醫生）
超重（或肥胖）的中等體力勞動者，每天每公斤標準體重需要的熱量為：30 大卡

每日所需總熱量：1890 大卡 ／ 日

1800 ～ 1900 大卡的食譜舉例

早餐（597 大卡）	午餐（634 大卡）	晚餐（608 大卡）
全麥麵包 100 克（熟重），煮雞蛋 1 個，優酪乳 100 克，什錦蔬菜沙拉（胡蘿蔔 60 克、馬鈴薯、黃瓜、花椰菜、番茄各 50 克，生菜 30 克，千島醬 20 克）。	什錦蔬菜沙拉（胡蘿蔔 60 克、馬鈴薯、黃瓜、花椰菜、番茄各 50 克，生菜 30 克，千島醬 20 克）。咖喱牛肉麵（瘦牛肉 75 克、掛麵 100 克、植物油 5 克），豆芽拌豆腐絲（綠豆芽 100 克、豆腐絲 100 克、香油 5 克）。	玉米山藥粥（玉米渣 75 克、山藥 25 克），牛奶 250 克，菠菜拌粉絲（菠菜 500 克、乾粉絲 10 克、香油 5 克）。

運動方案舉例

有氧鍛煉

快走 40 分鐘和慢跑 30 分鐘，隔天交替進行，週末騎自行車 40 分鐘。

啞鈴鍛煉

穿插其中，隔天進行，每次不少於 15 分鐘。

提示

選擇運動類型時不一定要跑步，只要你喜歡，可以跳舞、扭秧歌等。

能量消耗計算

活動項目		身體活動強度		能量消耗表〔Kcal ／（標準體重·10min）〕	
				男（66kg）	女（56kg）
游泳	走跑結合（慢跑成分不超過 10 分鐘）	中強度	6.0	66.0	56.0
	慢跑，一般	高強度	7.0	77.0	65.3
	8km ／ h，原地	極高強度	8.0	88.0	74.7
	9km ／ h　度	極高強度	10.0	110.0	93.3
	跑，上樓	極高強度	15.0	165.0	140.0

2000～2100 大卡的人物舉例

身　　高：165 公分 標準體重：60 公斤

實際體重：77 公斤 BMI：肥胖

勞動強度：重等體力勞動（建築工、搬運工、伐木工、農民、舞蹈演員）
肥胖的重等體力勞動者，每天每公斤標準體重需要的熱量為：35 大卡

每日所需總熱量：2100 大卡 ／ 日

早餐（420 大卡）	午餐（450 大卡）	晚餐（360 大卡）
饅頭 100 克，地瓜粥（地瓜 50 克、小米 25 克），拌雪菜（雪菜 150 克、香油 2 克）。	蒸米飯 200 克，蔥辣豆腐（豆腐 150 克、蔥 50 克、紅辣椒 2 個），高麗菜炒蘑菇（高麗菜 200 克、蘑菇 50 克、植物油 5 克），冬瓜鳥蛋湯（鳥蛋 2 個、冬瓜 100 克，水發冬菇 10 克）。	羊肉白菜餡餅 1 個（麵粉 100 克、羊肉 50 克、白菜 200 克），玉米麵粥（玉米麵 20 克），冷拌綠豆芽（綠豆芽 250 克、香油 2 克），蘋果 150 克。

運動方案舉例

有氧鍛煉

快走或羽毛球、網球、乒乓球，30 分鐘／天，游泳 40 分鐘／天，交替進行。

啞鈴鍛煉

穿插其中，隔天進行，每次 20 分鐘。

提示

啞鈴鍛煉一般每組重複 10 ～ 15 次，體弱的人可以減少一些重量或阻力。

能量消耗計算

活動項目		身體活動強度		能量消耗表〔Kcal ／（標準體重·10min）〕	
				男（66kg）	**女（56kg）**
球類	羽毛球，一般	中強度	4.5	49.5	42.3
	羽毛球，比賽	高強度	7.0	77.0	65.3
	網球，一般	中強度	5.0	55.0	46.7
	網球，單打	高強度	8.0	88.0	74.7
	乒乓球	中強度	4.0	44.0	37.3

有氧運動＋肌肉鍛煉結合計畫

組合一 ：快走 40 分鐘＋啞鈴 3 組

快走 40 分鐘

步速：90 ～ 120 米／分

心率：120 ～ 140 次／分

啞鈴三組

第 1 組

站立，雙腳稍微分開，右手叉在腰間，左手持啞鈴（2 ～ 3 公斤的啞鈴）自然下垂，身體向左側彎曲，左手儘量下垂，再拉直身體。

重複此動作 2 組，每組 20 次。兩側輪流做。主要練習腰腹部。

第 2 組

站立，雙腳稍微分開。雙手持啞鈴，慢慢向上抬起至肩平，放下。

重複此動作 2 組，每組 15 次。主要練習肩部。

第 3 組

站立，手持啞鈴，置於大腿外側，拳眼朝前，做提踵運動—腳後跟抬起、放下動作。練習時動作應舒展，動作節奏平穩，中速進行為宜。

重複提踵 25 ～ 75 次。主要練習腿踝部。

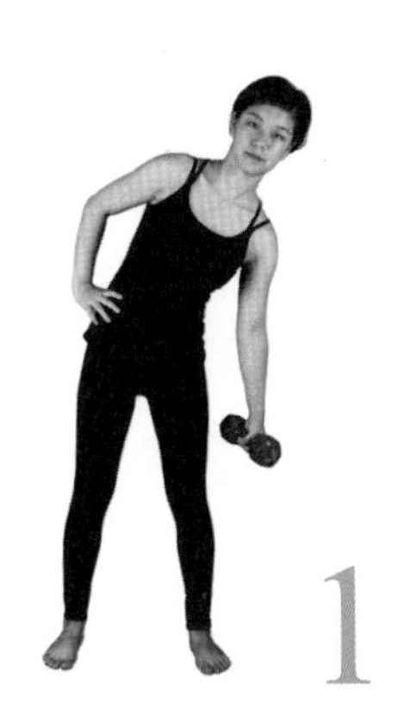

1

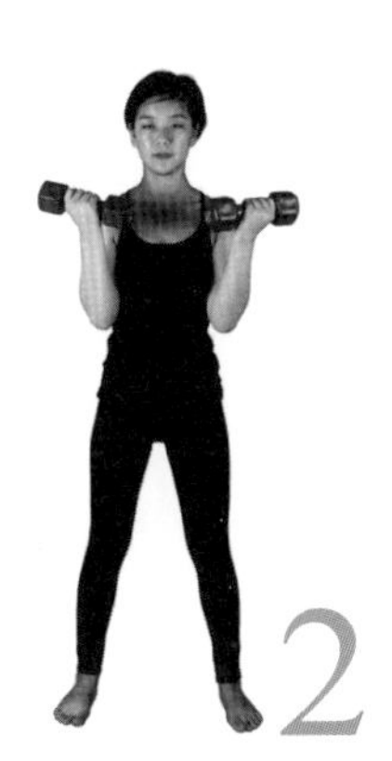

2

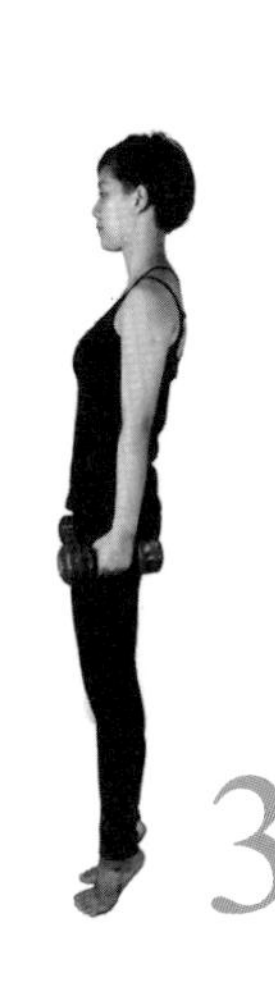

3

組合二：散步 1 小時 + 啞鈴 2 組

散步 1 小時

步速：60 ～ 80 米／分

心率：110 ～ 130 次／分

啞鈴 2 組

第 1 組

雙手拿啞鈴站好，稍微彎曲膝蓋，臀部向後伸出，上半身向前稍微彎曲。手肘向上抬起，將啞鈴盡可能地抬高，抬到胸部高度後放下。

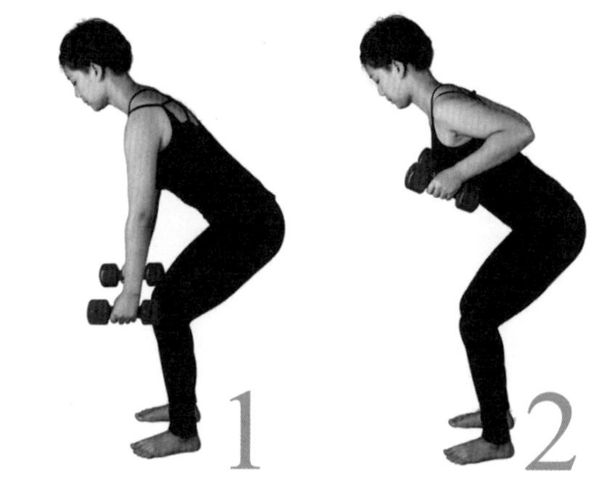

重複此動作 2 組，每組 10 次。主要練習後背和手臂肌肉。

第 2 組

兩腳開立與肩同寬，雙手合握一個啞鈴，將雙臂向下垂直放到雙腿之間做深蹲姿勢。然後臀部用力起身，同時拿住啞鈴的雙手向前拋出，像畫拋物線一樣將啞鈴抬到肩膀高度，手臂要始終保持伸直狀態。啞鈴放下，臀部回位。

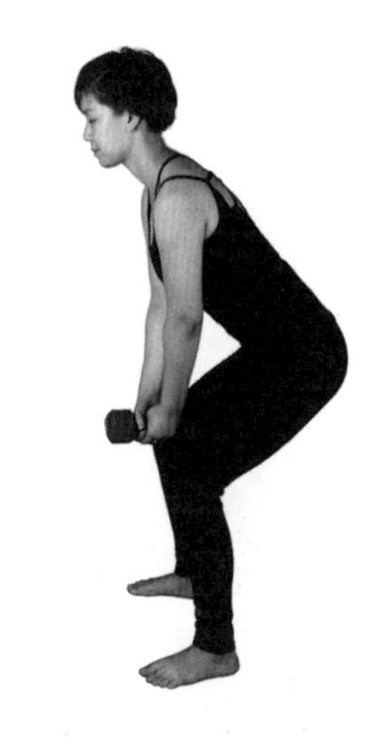

重複此動作 2 組，每組 10 次。主要練習大腿、腹部、臀部肌肉。

組合三：慢跑 30 分鐘 + 俯臥撐 2 組

慢跑 30 分鐘

步速：一呼一吸之間以跑 5 步為宜（呼 3 吸 2）

心率：120 ～ 140 次／分

俯臥撐 2 組

第 1 組　抬頭練胸

俯臥床上，身體放正直，雙手支撐身體時挺胸抬頭、雙臂與床成 90 度角；下俯時胳膊彎曲，身體不能挨床。

起初十來個回合，以後漸次增加。可鍛煉胸部肌群。

第 2 組　低頭練腹

俯臥床上，身體放正直，雙手支撐身體時收腹低頭、雙臂與床成 90 度角；下俯時胳膊彎曲，身體不能挨床。

起初十來個回合，以後漸次增加。主要練習腹部肌肉，有啤酒肚的人可以多嘗試低頭做俯臥撐。

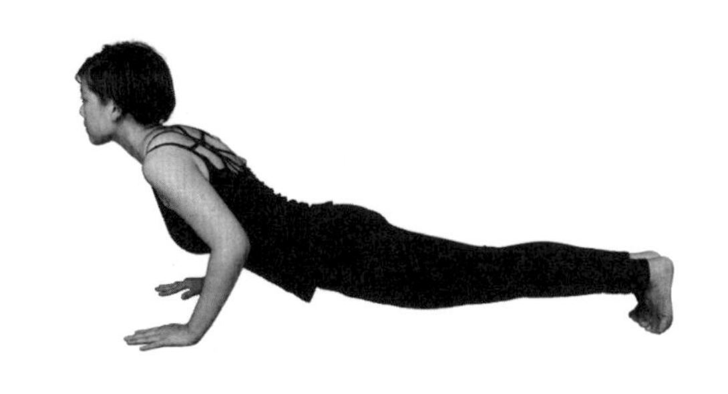

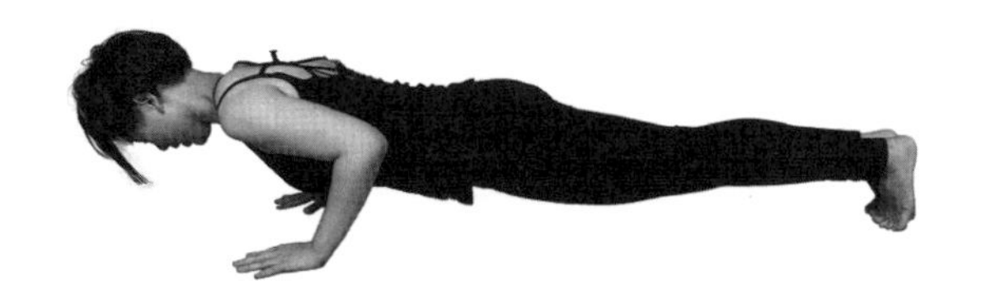

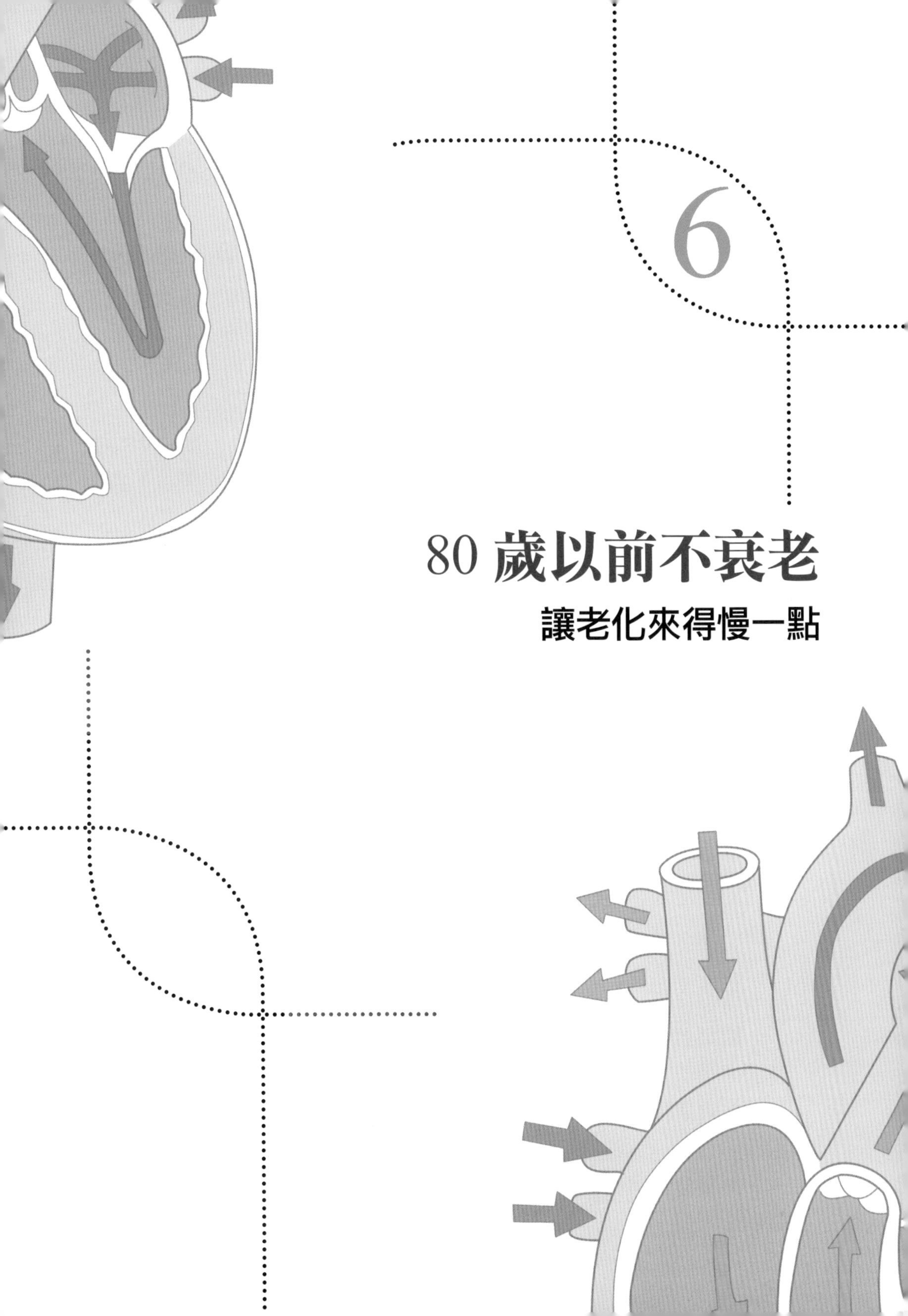

6

80 歲以前不衰老

讓老化來得慢一點

抗氧化是第一件要對付的事兒

提前變老：禍起自由基

人體哪個部位最先變老？答案是眼睛。眼袋和眼角紋昭示著飽經風霜的人生，也是人最注重保養的地方。然而，科學研究發現，自由基會使衰老提前或加速。

自由基之害

在人體進行正常的生命代謝中，細胞內會產生一些自由基。在某些外界因素影響下，比如紫外線照射、抽煙等，體內的自由基數量還會增加。自由基能夠攻擊DNA、蛋白質、脂肪等。所以，人們認為，體內的自由基是衰老、生病的原因。

皮膚衰老禍起自由基

自由基中最重要的氧自由基，其實是「不穩定的氧分子」。通常人體吸入的氧氣，98%被正常利用，還有2%形成活性氧，在人體內四處遊走，大搞破壞。自由基的破壞行為發生在皮膚上時，會造成膠原和彈性纖維的鬆弛和脆裂，細胞核不能正常分裂，細胞間的脂質也會被破壞，不能再維持皮膚中的水分。而在這個連鎖反應的過程中，又會製造出更多的自由基。

清除氧自由基的途徑	
天然抗氧化劑	如維生素C、維生素E、類胡蘿蔔素、硒、谷胱甘肽等
細胞內酶系統	如超氧化物歧化酶、過氧化氫酶、谷胱甘肽過氧化物酶、輔酶Q10等

抗氧化吃什麼

蔬菜選擇順序：地瓜、蘆筍、高麗菜、花椰菜、芹菜、甜菜、茄子、番茄、胡蘿蔔、金針菇、薺菜、雪裡紅、大白菜。

水果選擇順序：木瓜、草莓、橘、柑、奇異果、芒果、杏、柿、西瓜。

護腦食品選擇順序：核桃、花生、開心果、腰果、杏仁、松子、瓜子、大豆、糙米、菠菜、番茄、胡蘿蔔、南瓜、芹菜、青椒、小青菜、豌豆、茄子、菜花。

食油選擇順序：亞麻籽油、茶油、橄欖油。

多種植物化學物如多酚、類胡蘿蔔素、植物雌激素、硫化物等具有明顯的抗氧化作用。植物營養素與維護健康、預防疾病之間，並非「1 對 1」這樣簡單的關係，但只要根據中國膳食指南的相關要求，每人每天不重複的食物種類數達到 12 種以上，每週達到 25 種以上，就能最大程度攝取多種植物營養素。

抗氧化很有效的營養素

抗氧化劑不是一種物質，而是各種各樣有抗氧化能力的物質總稱。比如胡蘿蔔素、大蒜素、黃酮類化合物、多酚化合物等，都是抗氧化劑。這些抗氧化劑在體內組成了一道道防線，防止有害自由基對機體的傷害，維持體內自由基產生和清除的平衡，從而防止疾病並延緩衰老的發生。

運動是抗氧化的必要一環

營養素的作用與效果

營養素名稱	作用	來源
類黃酮	包括槲皮素、芸香素、芹菜素、花青素、異黃酮等，具有很強的抗氧化功效，能保護皮膚、抗癌，在保護心血管健康方面也有重要作用。	大豆及大豆分離蛋白、柑橘及柑橘提取物、葡萄、藍莓和堅果等食物。
類胡蘿蔔素	包括 β-胡蘿蔔素、葉黃素及茄紅素，具有抗氧化功能，可以延緩衰老，有效抗癌。	主要存在於紅色、黃色蔬果中，如番茄、南瓜、胡蘿蔔、杏、芒果、地瓜等。
大蒜素	許多促癌劑或致癌劑導致細胞產生過多的活性氧，並且超過細胞的清除能力時，細胞 DNA 分子的氧化性損傷就成了癌變的始發因素，而大蒜素能對抗某些毒物對機體的氧化性損傷。	大蒜、洋蔥、蔥。
茶多酚	能清除有害自由基、阻斷脂質過氧化過程，有抗輻射、抗癌的功效，還可以提神醒腦、利尿解乏、助消化等。	茶葉。

血液中自由基增加，可以引起心血管疾病，誘發腦血栓、動脈硬化，甚至引起心肌梗塞。研究證實，運動訓練可引起組織超氧化物歧化酶、谷胱甘肽過氧化物酶活性增強以及谷胱甘肽濃度增高，從而有助於清除自由基，延緩衰老進程。

抗氧化首選耐力性運動

運動分為有氧運動和無氧運動，其中有氧運動是預防多種疾病的首選運動，它有持續時間長、能增加耐力、脂肪消耗多、不積累疲勞、強度低等特點。

大多數研究證實，耐力訓練可以提高體內超氧化物歧化酶和谷胱甘肽過氧化物酶的活性，所以長距離的散步、較長時間的健身操、慢跑、游泳和騎自行車等耐力性運動，有助於對抗自由基，從而起到抗衰老的作用。

避免高強度運動

研究發現，機體運動的時間越長，運動強度越大，產生的自由基越多。在高強度、大運動量運動類項目的訓練和比賽中，人體內會產生大量自由基，導致機體疲勞。科學家發現「疲勞毒素」中的氧自由基及其誘發的氧化反應長期毒害的結果，是引起生物衰老的重要原因。

運動後抗氧化劑的補充

運動會使人體比平時產生更多的自由基，使機體抗氧化物質消耗得更多，所以，運動後多攝取富含維生素C、維生素E、鋅、硒和 ω-3 多不飽和脂肪酸的食物，可以補充抗氧化劑，從而預防和緩解運動性自由基損傷，增進機體的抗氧化能力，緩解運動性疲勞。

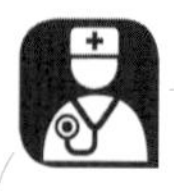

醫生不說你不知道

如果在運動中出現眩暈、胸悶、胸痛、氣短或過度疲勞症狀，應立即中止運動， 必要時應到醫院診治，尤其是老年人。要牢固樹立「有胸痛上醫院」的觀點。

富含抗氧化劑的食物名單

胡蘿蔔 防中風的「土人參」

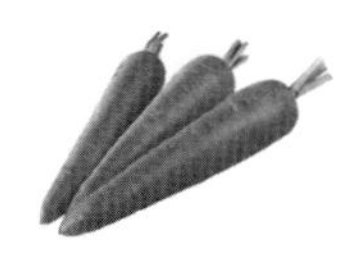

胡蘿蔔富含的胡蘿蔔素能夠防止膽固醇被氧化成有害的形態，進而堆積在血管內，造成血液凝塊，從而能預防中風。更重要的是，血液中若含有大量胡蘿蔔素和維生素A，可幫助免於中風或減少中風所造成的神經傷害，並且加速身體復原。

這樣烹飪胡蘿蔔更營養

如果烹調時減少胡蘿蔔與空氣的接觸，胡蘿蔔素的保存率會更高。因此，烹調胡蘿蔔最好採用高壓鍋燉、煮的方法。此外，因為胡蘿蔔素屬於脂溶性物質，也就是說，它只有溶解在油脂中，才能轉變成維生素A被人體吸收。所以，無論燒煮或燉湯，只要加入適量的植物油，就可起到助溶的作用，方便吸收。

喝胡蘿蔔汁抗氧化

成年人常飲胡蘿蔔汁有助於防止血管硬化，降低膽固醇，對消除代謝障礙、改善視力減弱和防止頭髮脫落也有較好的療效。長期吸煙的人，如每日能飲半杯胡蘿蔔汁，對肺部有很好的作用，有助於預防肺癌。

對65歲以上老年人的運動建議

每週至少有3天提高平衡能力和防止跌倒的活動，如單腿站立、太極拳等。

有氧活動應該每次至少持續10分鐘。

每週至少應有2天進行大肌群參與的強壯肌肉活動。

因健康狀況不能達到所建議的身體活動水準的老人，應盡可能在能力和條件允許的情況下積極進行體力活動。

蘆筍

免疫力的得力幫手

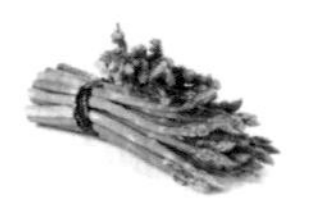

醫學研究證實，蘆筍對淋巴肉瘤、皮膚癌、肺癌、血癌有抑制作用。蘆筍所含的豐富的組織蛋白，能有效地控制細胞異常生長，使細胞生長正常化；蘆筍中所含的天門冬醯胺有增強機體免疫力的功效。

蘆筍選購有訣竅

在挑選蘆筍時，以頭上堅硬密實、根部切口不乾不蔫、莖部一彎就斷、帶有緊密的筍梢和柔嫩的綠色部分的較好。新鮮的蘆筍買回來後，要把下半部分的皮削掉，根部發硬的部分也不能要，收拾乾淨的蘆筍大概只剩下原來的一半，只有這樣才能嘗到蘆筍清鮮細嫩的滋味。蘆筍最好即買即吃，如果實在需要儲存，可將其裝入塑膠袋中放入冰箱，能存 3 ～ 7 天。

蘆筍怎麼烹飪不失營養

由於蘆筍脆嫩爽口，所以很適合涼拌和快炒。涼拌時蘆筍要焯一下，焯的時間不宜過長，焯後應馬上用冷水沖泡，否則不脆。由於蘆筍中的葉酸很容易被破壞，所以如果用它來補充葉酸，應避免高溫烹煮，最好用微波爐小功率熱熟後再用。

蘆筍怎麼吃更抗癌？

如果將蘆筍與菇類搭配著吃，可以有效預防淋巴瘤，再往裡面加一些薏仁，對預防腸癌有很好的效果。如果跟花椰菜、高麗菜、胡蘿蔔、地瓜搭配著吃，也能增強抗氧化、抗癌的效果。

紫甘藍 抑制炎症，養護關節

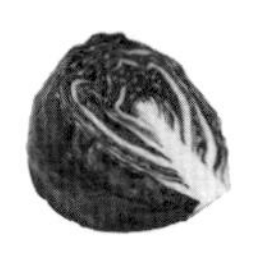

紫甘藍富含花青素，它是一種強有力的抗氧化劑，不僅能夠保護人體免受自由基的損傷，有抗衰老、預防癌症的作用，還能增強血管彈性，保護心臟健康，抑制炎症和過敏，改善關節的柔韌性。

紫甘藍宜加白醋烹飪

紫甘藍具有特殊的香氣和風味，可涼拌、炒食或製作泡菜等。紫甘藍涼拌吃，可以獲取更多的水溶性維生素，如維生素C、維生素U、B群維生素；紫甘藍炒著吃，可以獲取更多的花青素，因為花青素在加熱後更易被身體吸收。不論是在涼拌還是炒紫甘藍前，都宜加少許白醋，不僅可避免加熱後變成黑紫色，還可以防止抗氧化劑維生素C的損失。

每天一份紫甘藍養肝防癌

十字花科蔬菜包括紫甘藍、圓白菜、花椰菜、蘿蔔等，它們可以增強身體的排毒功能。每天保證吃一份十字花科蔬菜就能增強肝臟的解毒功能，發揮抗癌的功效。

紫甘藍與高麗菜有什麼區別？

在營養成分上，紫甘藍和高麗菜沒有太大的差別，但相對於高麗菜來說，紫甘藍含有豐富的花青素，適合涼拌；而高麗菜的新鮮汁液中含有更多的維生素U，能治療胃潰瘍和十二指腸潰瘍，有止痛及促進癒合作用，適於炒、熗等。

紫甘藍大拌菜：護眼降脂

紫甘藍200克洗淨，切絲；綠豆芽100克洗淨，去掉根和芽；青椒100克洗淨，切絲。將紫甘藍絲、綠豆芽和青椒絲分別焯水，撈出過涼，加入白醋6克，鹽、香油各3克，白糖1克拌勻即可。這道菜可以降脂降壓、通便減肥、保護視力。

花椰菜 增強抗損傷抗癌能力

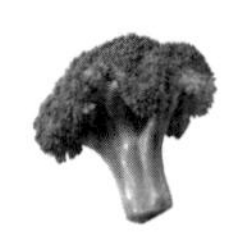

花椰菜含有豐富的維生素 A、維生素 C 和胡蘿蔔素，能增強皮膚的抗損傷能力，有助於保持皮膚彈性；含有的抗氧化劑和植物營養素，不僅有助於保護大腦組織免受毒素侵害，還能防治胃癌、乳腺癌、皮膚癌等。

蒸熟的花椰菜抗氧化作用更強

花椰菜中有一種很特殊的營養成分—硫代葡萄糖苷，它有很神奇的抗癌效果。硫代葡萄糖苷類物質能溶于水，所以煮熟的花椰菜中，其損失相當嚴重。相比之下，還是蒸熟的花椰菜最好，硫代葡萄糖苷及多酚類物質的保留率最高。美國伊利諾大學科學家研究發現，最好將花椰菜隔水蒸 5 分鐘。當花椰菜變成亮綠色的時候，其抗癌作用最強。

宜和其他十字科蔬菜搭配

蘿蔔、高麗菜、芥菜、芥末和其他未煮過的十字花科蔬菜（ 白灼芥藍等）都含有芥子酶。花椰菜是天然抗癌化合物—蘿蔔硫素的極佳食物來源，而芥子酶對蘿蔔硫素的抗癌作用極為關鍵。一旦芥子酶遭到破壞，蘿蔔硫素也就沒有抗癌作用了。因此，同時攝入不同十字花科的蔬菜，能恢復蘿蔔硫素的形成，增強抗癌功效。

烹調花椰菜時宜剪不宜切嗎？

如果將整朵的花椰菜花簇直接放在案板上切，會有很多小粒花朵散落，造成營養損失。建議將花椰菜沖洗後，用剪刀從花簇的根部連接處剪下一個個花簇，或者用手直接掰下，這樣能得到完整的花簇。

花椰菜燴胡蘿蔔：預防多種癌症

花椰菜 250 克，胡蘿蔔 50 克。花椰菜用鹽水洗乾淨，掰成小朵，入沸水中略焯，撈出，瀝乾水分；胡蘿蔔洗淨，切片。炒鍋置火上，倒入植物油燒至七成熱，放入胡蘿蔔翻炒，倒入花椰菜炒熟，用鹽調味即可。這道菜可以減少心臟病與中風的危險，預防多種癌症。

金針菇 對抗病毒感染

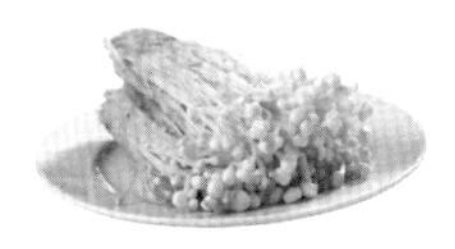

金針菇的蛋白質含量很高，其中的一種蛋白質可以預防哮喘、鼻炎、濕疹等過敏症，也可以提高免疫力，甚至對抗病毒感染及癌症。另外，金針菇含賴氨酸較高，可健腦和促進兒童智力發育。

金針菇，黃的好吃

挑金針菇要選菌頂是半球形的，不要長開的（長開的就說明老了）。買金針菇時還要留意顏色。北方一般是白的，白金針菇韌性大，有點塞牙。而南方還有黃的，黃的香味濃、口感嫩，更好吃。不過，不管哪種顏色，新鮮金針菇一般沒有雜色。

金針菇吃法有講究

金針菇蓋滑、柄脆、味鮮，最常見的吃法是拌涼菜或涮火鍋。在做金針菇之前最好用開水焯一下，這樣可起到殺菌的作用，也容易使其煮軟煮熟，不過吃的時候應避免過度烹煮。

金針菇的下半部分膳食纖維含量高，口感較差，烹飪時可一切為二，上半部分可做湯、炒肉，下半部分可剁碎做餡兒，這樣既不浪費，口感又好。注意一次不要吃太多，因為菇類富含纖維素，吃多了可能導致腹瀉。

金針菇不熟易使人中毒嗎？

新鮮金針菇中含有秋水仙鹼，人食用後，容易因氧化而產生有毒的二秋水仙鹼，它對胃腸黏膜和呼吸道黏膜有強烈的刺激作用。秋水仙鹼易溶于水，充分加熱後可以被破壞，所以，新鮮金針菇一定要煮熟再吃。

金針菇拌黃瓜：補腦降壓

金針菇、黃瓜絲各 150 克。金針菇入沸水中焯透，撈出瀝乾。取小碗，放入白糖、醋、鹽和香油拌勻，對成調味汁。取盤，放入金針菇和黃瓜絲，淋入調味汁拌勻即可。金針菇中富含人體必需的多種氨基酸，對骨骼和大腦都非常有益，這道菜可以補腦，降低血壓，通便排毒。

藍莓 養眼，增強記憶力

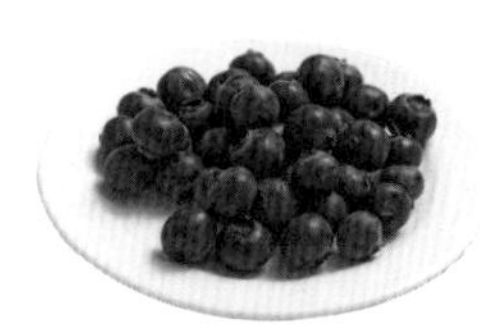

藍莓中的主要成分是花青素，花青素在植物體內常與各種單糖結合形成糖苷，稱為花色苷。花色苷有很強的抗氧化性，可抗自由基、延緩衰老、防止細胞的退行性改變，還可以增強毛細血管的柔韌性，改善血液迴圈，減弱血小板的黏滯性，防止血凝塊產生，增強心腦功能，保護更多的健康細胞免於被癌細胞侵蝕。

吃藍莓健腦防衰、防癌

藍莓有助於改善人類與其他動物的中樞神經功能，從而逆轉因衰老而造成的神經資訊傳導減緩、認識能力退化。藍莓對與衰老有關的瞬間失憶症有明顯的改善和預防作用，還可以減少患上老年癡呆的概率。曾有研究顯示，成人在工作疲倦時吃一些，可以使頭腦立即清醒起來，決策出錯的概率也會有所降低。

藍莓加乳酪消除眼疲勞

藍莓花青素對預防自由基過高導致的眼睛晶狀體的蛋白質氧化、晶狀體混濁、白內障有益。對糖尿病引起的視網膜症具有較好的輔助治療效果。如果想讓眼睛變得更加黑白分明，可用藍莓配上乳酪（或優酪乳），因為乳製品中的維生素 B_2 能有效去除眼部充血和混濁現象。

吃藍莓醬健康嗎？

藍莓果醬富含花青素、類黃酮和礦物質等，營養價值很好。所以，在需要用到糖的場合，都可用藍莓醬來代替，比簡單加糖更多加了營養成分和保健物質。但需注意的是，果醬含糖量很高，每天食用量以 1 ～ 2 勺為宜。

藍莓豆漿：保持大腦年輕

藍莓 150 克，豆漿 300 毫升。藍莓洗淨，切小塊。將豆漿和藍莓放入榨汁機中攪打均勻即可。藍莓豆漿健腦補腦，可增強記憶力，可以降血壓、降血脂、降血糖。

紫葡萄 阻止健康細胞的癌變

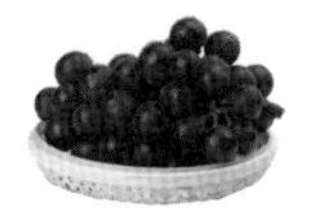

紫葡萄中含有一種強抗氧化劑—白藜蘆醇（葡萄汁或葡萄酒中都含有），它可以阻止健康細胞的癌變，並能抑制癌細胞擴散，在防治心腦血管疾病方面也有突出的效果。另外，紫葡萄中還含有茄紅素，這也是一種可有效抗癌的物質。

最好吃整顆葡萄

在葡萄的皮、子和汁中有一種天然的抗膽固醇物質，能對抗人體血清膽固醇升高和降低血小板的凝集力，對防止血管硬化、防治冠心病、高膽固醇血症、腦血栓都有一定食療作用，所以，吃葡萄時最好整顆吃。尤其是葡萄皮含有比葡萄肉和子中更豐富的白藜蘆醇，具有降血脂、抗血栓、預防動脈硬化、增強免疫力等作用。

紫葡萄汁抗氧化功能強

紫葡萄汁能提高血漿裡的維生素 E、維生素 C 等天然抗氧化劑的含量，尤其是多酚的含量最高，活性最強。這些抗氧化劑能延緩衰老，並能改善心血管功能，降低心臟病的發病風險。另外，紫葡萄汁還有助於保護腦功能，減緩或者逆轉記憶力減退。建議最好飲用 100% 純度的紫葡萄汁，這樣效果會更好。

紫葡萄汁喝得越多越好嗎？

果汁會使血清中的血糖與胰島素濃度改變較快，所以紫葡萄汁再好，也不宜過量飲用。其實，每種果汁所含的酚類物質成分不同，抗氧化活性也不同，最好經常混飲多種果汁如紫葡萄汁、蘋果汁等，這樣更能抗衰老。

葡萄鮮橙汁：抗癌抗衰老

葡萄 100 克洗淨（不去皮、不去子），在碗中切碎；柳丁 50 克（去皮、去子），在碗中切丁。將備好的食材及碗中溢流出來的汁液一起倒入果汁機中，加適量水打成果汁後加入蜂蜜調勻即可。葡萄鮮橙汁可以抗癌抗衰老，美白潤膚，保護心腦血管。

奇異果 抗衰老的「長生果」

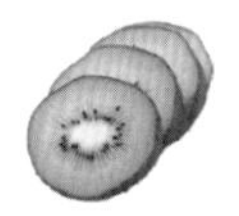

奇異果富含有助於減少皺紋並改善皮膚結構的維生素C，因此被譽為「青春果」、「長生果」。藥理研究表明，奇異果可防止致癌物質亞硝胺在體內的生成，還可降低血清膽固醇和甘油三酯水準，對消化道癌症、高血壓、心血管疾病具有顯著的預防和輔助治療作用。

綠奇異果富含維生素

濃綠色果肉、味酸甜的奇異果品質最佳，維生素含量最高；果肉顏色淺些的略遜。另外，奇異果一定要買通體堅硬毫無碰傷的，因為一旦變軟，就會局部成熟大部分酸澀，甚至腐爛變味，很難吃。買回後和熟蘋果放在一個塑膠袋中，紮緊袋口靜置 3 ～ 5 天，等果實基部能微微按軟時切開食用。

奇異果籽降血脂

奇異果具備天然的血液稀釋功能，能減少血液凝塊的形成。值得一提的是，從奇異果籽中提取到的奇異果籽油中富含黃酮類、硒元素及其他生物活性物質，其中亞油酸、亞麻酸等不飽和脂肪酸占 75% 以上。因此，奇異果籽能夠輔助降低血脂和軟化血管。建議在吃奇異果時最好多咀嚼，將籽徹底嚼碎吃掉。

吃燒烤後來個奇異果？

常吃燒烤食物會使癌症的發病率升高，因為燒烤食物下肚後會在體內進行硝化反應，產生致癌物。如果你吃完燒烤（或泡麵或酸菜），最好吃一個奇異果，它所含的維生素 C 不僅能阻礙致癌物質的形成，而且所含的大量蛋白酶可幫助消化。

銀耳奇異果羹：修復黃褐斑

奇異果 100 克（去皮），切丁；蓮子 10 克洗淨；銀耳 10 克用水泡發 30 分鐘，去蒂，撕成朵。鍋內放水，加入銀耳、蓮子煲湯，最後加入適量冰糖，倒入奇異果丁，攪拌均勻即可。這道美食不僅可以修復黃褐斑，還可作為餐後點心，促進消化。

紫薯

護血管，抗過敏

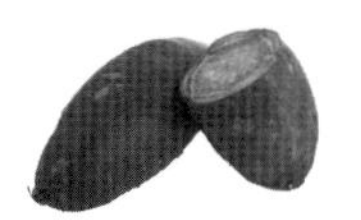

紫薯除含有澱粉、蛋白質、膳食纖維外，最重要的是富含花青素、硒（被稱為「抗癌大王」），有較強的抗氧化作用，能護血管、抗過敏，所含的黏蛋白還有防癌作用。

吃紫薯降壓不發胖

國外研究發現，每天吃上兩次紫薯，可有效降低血壓，其降壓作用與燕麥相當，而且不會導致發胖。在吃法上需講究，不油炸、不加奶油，最好是帶皮烤熟或煮著吃。注意一定要帶皮吃，因為紫薯皮含有降壓有效成分的膳食纖維。

將紫薯代替主食吃能抗癌

一項研究發現，將紫薯納入日常飲食可幫助預防癌症。因為紫薯中的花青素、綠原酸和抗性澱粉等多種物質可以，同時通過不同途徑殺死結腸癌乾細胞，從而遏制癌細胞擴散。注意將薯類和主食交換著吃，吃了薯類，就要相應減少主食的量，比如吃紫薯 100 克，減少主食 25 克。

紫薯不宜空腹吃

紫薯、地瓜最好不要空腹吃，否則容易感覺燒心。一次也最好不要吃太多，否則容易出現澱粉消化不良症狀，如泛酸水、腹脹等。建議將紫薯與含脂肪、蛋白質豐富的食物同吃，如豆腐等。

紫薯紫米粥：調養「三高」

紫薯 100 克，糯米、紫米、紅米、黑米各 30 克，菜豆、大麥仁、燕麥各 20 克，熟板栗 50 克，椰子果漿 10 克，黑米粉少許。將糯米、紫米、紅米、黑米洗淨，浸泡 30 分鐘；菜豆、大麥仁、燕麥洗淨，浸泡 3 小時；紫薯切丁後一起煮粥。這道粥可以降血壓，降膽固醇，有助於控制血糖。

枸杞

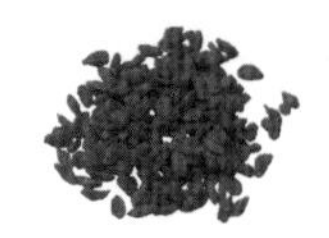

保肝明目，降脂降糖

枸杞有提高免疫力、抗氧化、抗衰老、抗疲勞等作用。其所含的黃體素、玉米黃質等對防止視網膜黃斑變性有益。另外，食用枸杞，還具有保肝的作用，能抑制脂肪在肝細胞內沉積，並促進肝細胞的新生；可以顯著地降低血清膽固醇和甘油三酯的含量；可以防止餐後血糖快速上升，是肝炎、脂肪肝、高血脂、糖尿病患者的保健佳品。

枸杞乾嚼最營養

生活中，很多人喜歡用枸杞泡水、煲湯吃（一般出鍋前 10 分鐘放入）。其實，直接嚼著吃，更有利於發揮枸杞的保健效果。用枸杞泡水或煲湯時，只有部分藥用成分能釋放到水或湯中。而枸杞泡發開後，直接用嘴嚼，對其營養成分的吸收會更加充分。

不過，生食嚼枸杞，在數量上最好減半，否則容易滋補過度。一般來說，健康的成年人每天吃 20 粒左右的枸杞比較合適；如果想起到治療的效果，每天可以吃 30 粒左右。

炒菜、做粥的時候放一把

枸杞只有在堅持食用的情況下，才有藥物價值，偶爾吃一兩次是沒有效果的。建議把乾枸杞稍微泡一下，在炒菜、做粥時，或者是蒸饅頭、煮水餃時，放一點枸杞當配料就可以了。也可以在用豆漿機磨豆漿的時候，放上一小把枸杞。

烹飪枸杞什麼時候放入最好？

烹飪枸杞的時間不能太長，應該在炒菜或者煲湯收尾的時候放入枸杞，這樣就可以防止大量營養成分流失。

山藥枸杞粥：降脂明目

糙米 80 克，淘淨後用水浸泡 4 小時；山藥 100 克洗淨，去皮，切丁；枸杞 5 克洗淨。鍋置火上，加水燒沸，放入糙米、山藥丁煮至軟爛後加入枸杞略煮即可。這道粥不僅降脂明目，還可促進血液迴圈，使人迅速恢復體力，消除疲勞。

櫻桃　抗炎護心

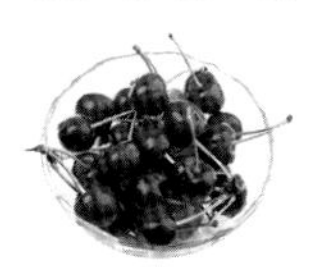

櫻桃所含有的花青素是很有效的抗氧化劑，可以促進血液迴圈，改善血管壁彈性，保護心臟健康。另外，櫻桃富含的花青素和槲皮苷還具有明顯的抗炎作用，可降低血液中尿酸值，有助於預防痛風性關節炎的發生。

顏色越深的櫻桃抗氧化作用越強

櫻桃的顏色越深，其花青素的含量越多。所以紫色櫻桃抗氧化作用最強，深紅色櫻桃次之，淺紅色櫻桃再次，黃色櫻桃最小。對於肌肉酸痛的人來說，食用紫色櫻桃幾天之內便能消腫、減輕疼痛。

喝酸櫻桃汁潤膚，促眠

酸櫻桃汁有潤膚的作用，可消除皮膚暗瘡疤痕，還可改善睡眠品質，防止心臟早衰。因為酸櫻桃汁是褪黑激素的自然來源，褪黑激素有助於調節人體「睡眠—清醒」週期節律，可使人快速進入夢鄉。

吃櫻桃有宜忌

櫻桃性溫熱，多食容易上火，普通人每天吃 10 顆即可，熱性病患者、虛熱咳嗽者及容易上火者禁食。另外，不可空腹食用櫻桃，以免引起消化不良或腹瀉等。

櫻桃含鐵量高嗎？

這是對櫻桃的一種誤解。我們常吃的櫻桃，每百克含鐵量只有 0.4 毫克，與蘋果（每百克含鐵 0.6 毫克）、梨（每百克含鐵 0.5 毫克）、葡萄（每百克含鐵 0.4 毫克）大致相當，事實上，大部分水果的含鐵量都不高，且吸收率較低。

櫻桃蘋果汁：減輕肌肉酸痛

蘋果 200 克，櫻桃 100 克。將櫻桃清洗乾淨，去蒂除子；蘋果洗淨，去皮去核，切塊。將蘋果塊和櫻桃放入榨汁機中榨成汁即可。櫻桃蘋果汁可以去皺清斑，減肥排毒，減輕肌肉酸痛，預防動脈粥樣硬化。

多做小運動，由內而外年輕態

拍打四肢：幫助血管「按摩」

常拍打腿部和手臂， 明刺激身體局部的肌肉組織，促進肌肉有效收縮，每次肌肉收縮會對血管擠壓一次，對促進血液在血管內的順利流動有很好效果，相當於在給血管進行「按摩」 ，它可改善血液的流通，改善血液迴圈，從而有效保持血管的彈性。

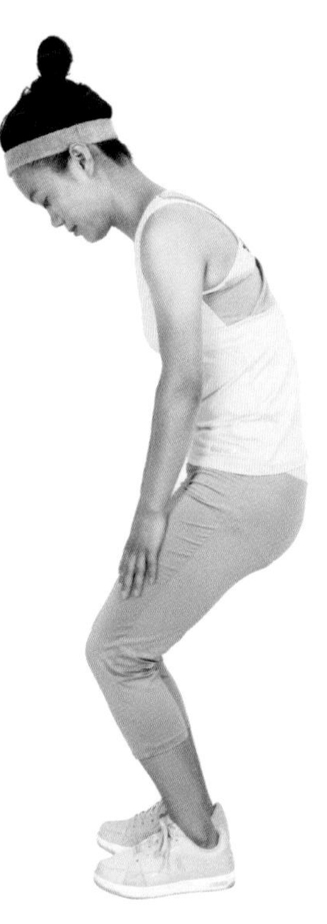

拍打上肢

1. 左臂垂直放鬆，右手五指併攏，掌指關節微屈成空心掌。

2. 從上到下或從下向上反復進行拍打手臂。也可用拳頭或掌根擊打。

3. 兩臂交替進行，做 50 ～ 80 次。

拍打腿部

1. 雙手五指併攏，掌指關節微屈成空心掌。

2. 雙手分別從上到下拍打同側的腿部，可同時進行或間隔進行。

3. 做 50 ～ 80 次。

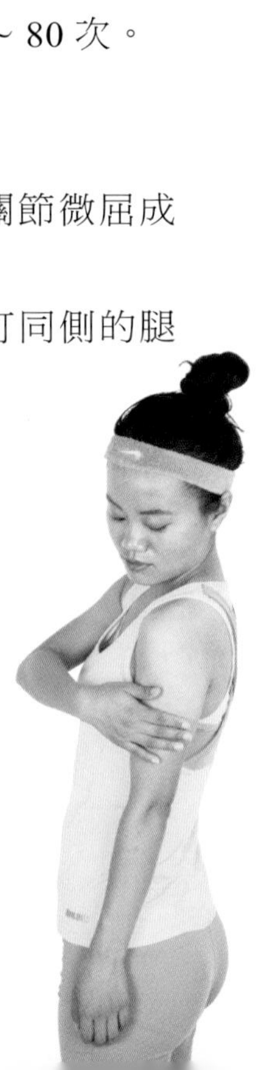

搓耳：防耳鳴，穩血壓

耳朵上佈滿了穴位，我們身體各個部位在耳朵上都有相應的反射區。不少養生學家也以「五臟六腑，十二經脈有絡於耳」的理論為指導。平時，如能堅持採用搓耳、捏耳等簡單方法，就可強健身體。

常搓耳有助防耳鳴

雙手掌輕握雙耳廓，先從前向後搓 49 次，再由後向前搓 49 次，以使耳廓皮膚略有潮紅、局部稍有烘熱感為度。每日早、晚各 1 次，搓後頓有精力倍增、容光煥發、耳聰目明的感覺。

搓耳養腦法

如果患有某些疾病，在搓耳之後，還應搓相應區域，如果是高血壓患者，用拇指搓耳輪後溝，向下搓時用力稍重，向上搓時用力稍輕；而低血壓者，搓耳手法與高血壓相同，只不過向下搓時用力稍輕，向上搓時用力稍重。如果是失眠患者，在臨睡前，食指搓壓雙耳三角窩區，每次持續 1 ～ 3 分鐘，可助你在夜裡睡得很香；另外，用拇指、食指揉捏耳屏至產生脹痛感，可防頭痛、頭暈等腦血管、腦神經病症。

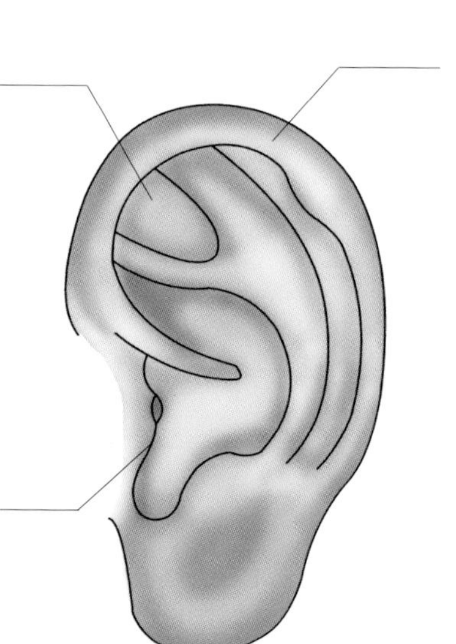

搓腳心：改善血液迴圈不良

腳心的湧泉穴，其位於足前部凹陷處第 2、3 趾趾縫紋頭端與足跟連線的前三分之一處，是足少陰腎經的起點。《黃帝內經》中說：「腎出於湧泉，湧泉者足心也。」意思就是說：腎經之氣猶如源泉之水，來源於足下，湧出灌溉周身四肢各處。經常按摩此穴，可以活躍腎經內氣，頤養五臟六腑，從而強身健體，防止早衰，對腎虧引起的眩暈、失眠、耳鳴、咯血、鼻塞、頭痛等有一定的療效。

搓腳心的方法

1. 泡腳最好選用木盆，先將腳放入 37℃左右的水中，開始時水不宜過多，浸過腳板就行，浸泡一會兒後，再逐漸加熱水至踝關節以上（中途可加熱水 1 ～ 2 次），熱水水溫一般保持在 40℃～ 50℃左右，水溫過高（超過 55℃）會對皮膚造成刺激，過低（低於 30℃）會使人受涼，泡腳時雙腳要時常搓動。泡腳時間不宜過長，以 15 ～ 30 分鐘為宜（如果時間太長的話，容易增加心臟負擔）。

2. 泡腳後用潔淨的乾毛巾擦乾腳部。坐在床邊或椅子上。

3. 將雙手互相擦熱後，左腳盤在右側大腿上，用右手心上的勞宮穴（屬於心包經，在手掌心，第 2、3 掌骨之間偏於第 3 掌骨，握拳屈指時中指尖處）按摩左腳心上的湧泉穴，然後右腳盤在左側大腿上，左手心上的勞宮穴按摩右腳心上的湧泉穴，轉圈按摩，直到局部發紅發熱為止，按摩時動作要緩和連貫，輕重要合適。

腹式呼吸：增大肺活量易長壽

古代醫學家早就認識到腹式呼吸是祛病延年、健康長壽的法寶，並創造了「吐納」、「龜息」、「氣沉丹田」、「胎息」等健身方法。唐代大醫學家孫思邈對腹式呼吸尤為推崇，他每天「引氣從鼻入腹，吸足為止，久住氣悶，乃從口中細細吐出，務使氣盡，再從鼻孔細細引氣入胸腹」。這就是腹式深呼吸法。

腹式呼吸的方法

腹式深呼吸簡單易學，站、立、坐、臥皆可，但以躺在床上練習最好。仰臥床上，放鬆肢體，思想集中，排除雜念；用鼻子深吸氣，用力讓腹部、肺部充滿氣，不要停，繼續盡力吸氣，在吸到不能再吸時屏息 4 秒左右；再將腹部、肺部的氣慢慢用口呼出，呼出一條線，而且呼氣過程至少要 8 秒鐘，不能中斷。

腹式呼吸的 5 個要旨

為了更好地練習，大家要記住 5 個要旨。第一，吸氣時，肚皮鼓起；呼氣時，肚皮慢慢縮緊。第二，呼吸要做到深、長、勻、細，無論是吸還是呼都要儘量達到「極限」量，即吸到不能再吸，呼到不能再呼為度；同理，腹部也要相應脹大與收縮到極點，如果每口氣直達下丹田則更好。第三，進行時，注意力要集中在呼吸上。第四，每次做 5 ～ 15 分鐘。第五，身體好的人，屏息時間可延長，身體差的，可以不屏息，但氣要吸足，呼出要徹底。

腹式呼吸的保健功效

呼吸導引生命力。從某種意義上說，呼吸越平靜的人身心越健康，而性格暴躁易怒的人呼吸不會平穩，易折壽。腹式呼吸的最大特點是能夠增加膈肌的活動範圍，而膈肌的運動直接影響肺的通氣量。研究證明，膈肌每下降一公分，肺通氣量可增加 250 至 300 毫升。進行 3 個月的腹式呼吸鍛煉，一般可使膈肌的活動範圍增加 2 ～

3 公分，半年後可增加 4 公分，這對於肺功能的改善大有好處，是老年性肺氣腫及其他肺通氣障礙的重要康復手段之一。

揉腹術：一招能吃能睡能通

《黃帝內經》上說：「腹部按揉，養生一訣。」唐代名醫孫思邈認為：「腹宜常摩，可去百病。」中醫認為，人體的腹部為「五臟六腑之宮城，陰陽氣血之發源」。摩腹可調整人體陰陽氣血，改善臟腑功能，驅外感之諸邪，清內生之百證。雙手交替按摩腹部，能加強對食物的消化、吸收和排泄，緩解食物積滯於胃、滯化不行、胃脘脹痛、氣滯不順、血淤欠暢、胃腸積滿等症狀，還可防治便秘和慢性胃腸炎。

摩腹的方法

摩腹以仰臥、袒腹，手直接觸及皮膚效果最佳，一般選擇在入睡前和起床前進行。排空小便，洗淨雙手，取仰臥位，雙膝屈曲，全身放鬆，左手按在腹部，手心對著肚臍，右手疊放在左手上。先按順時針方向，繞臍摩腹 50 次，再按逆時針方向摩腹 50 次。摩腹時用力要適度，精力集中，呼吸自然，持之以恆，一定會收到明顯的健身效果。按摩結束後，可以將發熱的雙手放在丹田處（臍下 3 寸處），使揉動時的熱量被身體充分利用。

摩腹的注意事項

需注意的是，摩腹不可在「過飽」或「過餓」的情況下進行，腹部皮膚化膿性感染或腹部有急性炎症（如腸炎、痢疾、闌尾炎等）時不宜按揉，以免炎症擴散；腹內有惡性腫瘤者也不宜摩腹，以免促進癌腫擴散或出血。摩腹時，出現腹內溫熱感、饑餓感，或產生腸鳴音、排氣等，均屬於正常反應，不必擔心。

摩腹可以加強對食物的消化、吸收和排泄。建議大家養成這個好習慣。

毛巾操：減緩心臟的衰退

心臟每年萎縮 0.3 克，心臟萎縮導致人老後易患上高血壓等疾病。利用毛巾拉伸關節、筋骨，放鬆肌肉，可以改善頭頸部血液迴圈，調節血管張力，使心率有規律地增快、減慢，讓心臟更強壯。

1. 將毛巾卷成一個圓筒，夾在脖子、下巴間。用力擠壓毛巾筒 5 ～ 10 次，每次擠壓保持 8 秒。

2. 雙腳併攏站立，將毛巾纏繞於腰部，雙手抓住毛巾兩端於腹部交叉。夾緊手臂，將毛巾兩端儘量向兩側拉伸，保持動作 8 秒，然後放鬆。

3. 雙腳併攏站立，將毛巾纏繞腰部，雙手握住毛巾兩端。腰背挺直，左腿向前跨一大步，右腳腳尖點地，右腿繃直，成弓字形。將身體重心壓向左腿，然後恢復原位。左右腿輪流做 10 次。

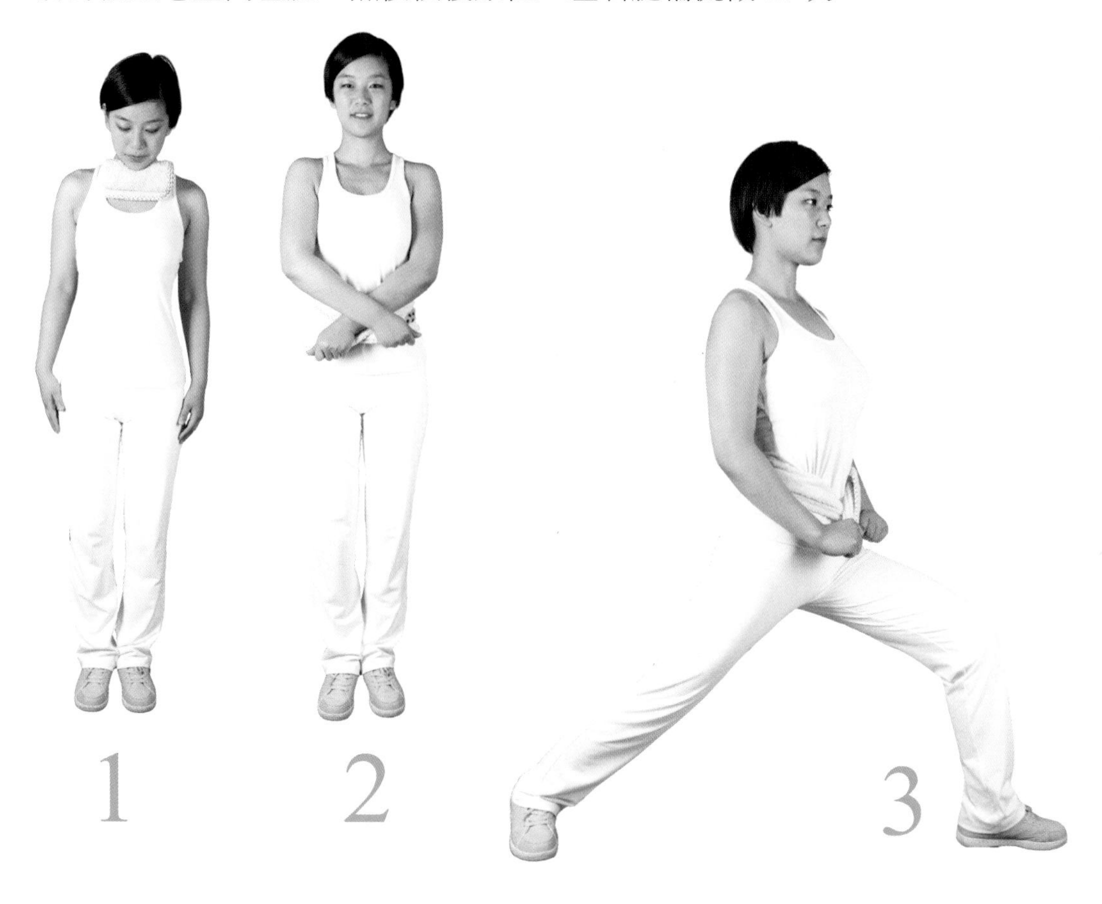

旱地划船操：頸肩無酸痛

在划船運動中，雙臂拉槳動作非常準確地鍛煉了人的頸背和腰部肌群，鍛煉價值高，對緩解背部不適症狀有很大的益處。

練習要求

開始部分：身體先挺直，雙腳開立。由髖處上體開始前傾，塌腰挺胸，抬頭向前看，雙手前舉如抓住划船的雙槳。

練習部分：雙手從前位向後，如拉船槳的動作，此時後背肌肉用力夾緊。

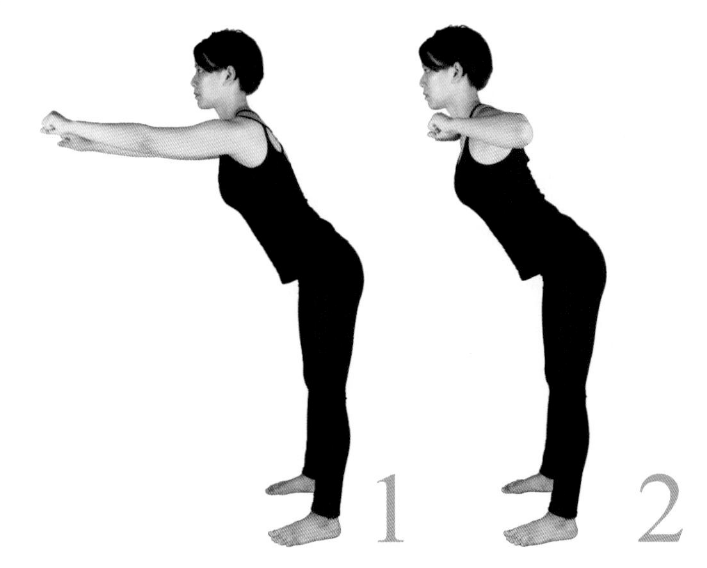

練習要點

上身前傾，雙手由前向後運動。大約做 50 次左右。

練習時間

每天白天或晚上做一次。

練習作用

對頸椎、胸椎、背部肌肉是一種綜合鍛煉。可緩解頸背部許多問題，有效緩解和根除伏案工作者和中老年人的背部疼痛問題。

背部撞樹法：護脊柱，防駝背

生活中，我們常能看到一些老年人低著頭、弓著背，給人一種老了的形象，許多人認為：年紀大了、骨頭老化了，自然就會駝背。其實，老來駝背不是偶然的，有很多高危因素。比如，當出現骨質疏鬆時，脊椎的椎體受壓縮變扁，脊柱支撐無力，背就開始直不起來了。女性進入更年期後雌激素水準降低，骨鈣量迅速減少，也容易腰酸背痛、駝背彎腰。不過，年老後發生的駝背絕大多數是脊椎退變所引起的，因此有必要鍛煉脊椎，預防衰老。

練習方法

可以用背部撞擊樹木，也可以撞擊牆壁、沙袋等。除垂直撞擊外，還可以將背從左向右旋轉撞擊，或用身側面撞牆，力求讓整個背部都獲得適當的擠壓。

對於老年人來說，雖然撞樹法簡單易學，但注意在撞擊時要由輕到重，時間由短到長，一般每次 10 至 20 分鐘就可以了。另外，由於老年人機體功能已經開始退化，撞擊時不宜用力過猛，以防出現骨折，甚至傷及內臟。

練習作用

用背部撞擊樹木，目的就是通過該動作按摩、擠壓背部經絡及其上穴位，以促進全身的血液迴圈，活絡全身血脈。

仿貓拱腰：腰酸背痛無影蹤

方法

每天清晨睡醒後，趴在床上，撐開雙手，雙腿伸直合攏，撅起臀部，像貓兒拱起脊樑那樣用力拱腰，再放下高翹的臀部，反復十幾次。

功效

可促進全身血流暢通，防治腰酸背痛等疾病。

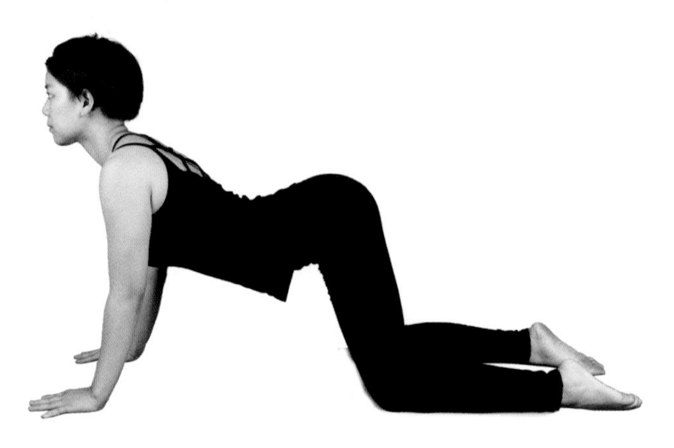

仿貓打盹：恢復一天好精力

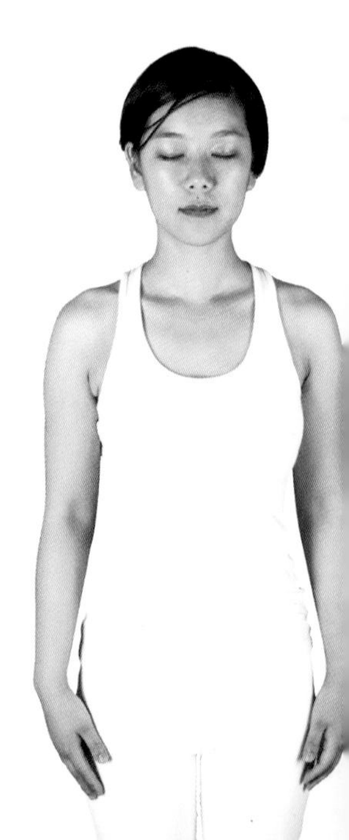

方法

選擇一個較為清靜的地方，輕鬆地坐下來或站立，輕輕閉上雙目，眼瞼下沉，調勻呼吸，保持心靜。

功效

仿貓打盹有助人們恢復精力，是克服疲乏的一種好方法。研究人員也證實，當人仿貓打盹時，大腦和肌肉立即呈鬆弛狀態，腦頻率從每秒 10 次降至每秒 1 次，這非常有助於精神和體力的恢復。

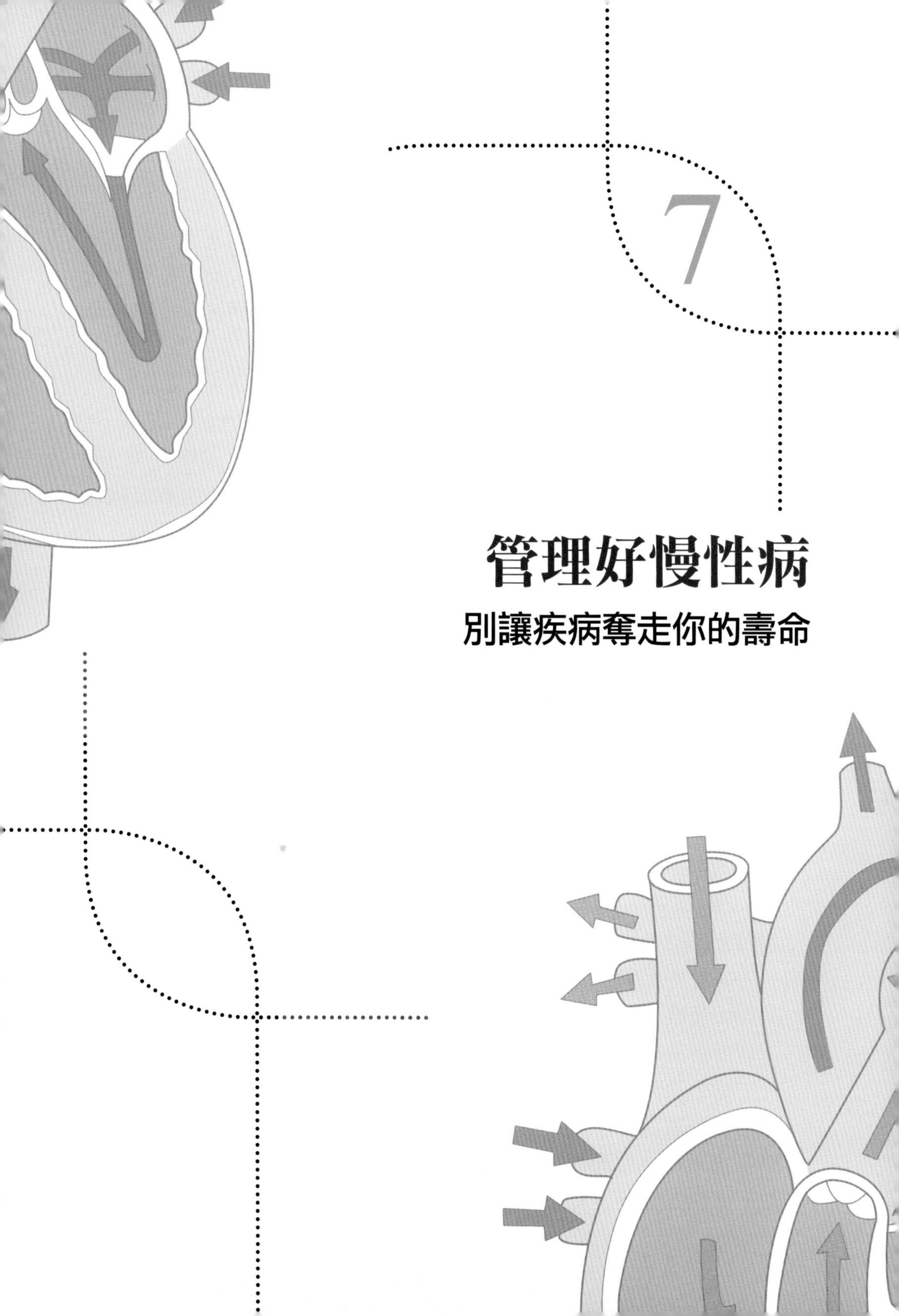

7

管理好慢性病

別讓疾病奪走你的壽命

高血壓

目前中國血壓達成率低，主要表現在收縮壓達成率低。特別是50 歲以上的老人，很多人害怕血壓低了以後難受，就不敢降，這是不對的。事實上，血壓每降低 4 毫米汞柱，冠心病的危險能降低15%，中風的危險能降低 23%。

降壓是硬道理

「140」是血壓達標值。要保護心臟，必須把收縮壓降到 140 毫米汞柱以下。由於血壓水準與心、腦、腎併發症的發生率呈線性關係，因此必須採取有效的治療使血壓降至正常範圍：

一般情況下，高血壓患者的血壓都應降至 140 ／ 90mmHg 以下。

75 歲以上的高齡老人可降至 150 ／ 90mmHg 以下。

合併糖尿病的患者血壓應小於 130 ／ 80mmHg。

有慢性腎病、24 小時蛋白尿大於 1 克者血壓應小於 125 ／ 75mmHg。

高血壓患者，勞累「要不得」

過度勞累會引起身心俱疲，易致血壓升高。對患高血壓的老年人來說，要避免過度勞累，特別是避免精神疲勞。下列方法可排解和防止過度勞累。

保持充足有效的睡眠。睡眠不能光看時間長短，更要追求睡眠品質，多夢、易驚醒的睡眠品質不高。

避免長時間閱讀、寫作和用腦。

避免長時間會晤、交談……總之，不要長時間持續做一件事情，哪怕是看電視。無論什麼活動，只要出現疲勞感，高血壓患者都應該中止活動，立即休息。假如是在工作進行中發生頭痛、頭暈、體力不支或胸悶等不適情況，應向周圍人說明情況，切不可勉強支撐。

降壓要平穩，太快太慢都不好

部分高血壓患者不能接受「高血壓需要終身治療」這個現實，害怕長期服用降壓藥會有副作用，或者會把血壓降得過低。不少人在吃了一段時間的降壓藥以後，發現自己的血壓正常了，便擅自停藥。殊不知，所謂的「血壓正常」是藥物的作用，一旦停藥，血壓又會再次升高。

一般來說，高血壓患者如果在用藥後，能夠把血壓控制在 140 ／ 90 毫米汞柱以下，沒有不適症狀，應繼續服用原先的藥物，藥物種類和劑量均不需調整。如果用藥後血壓控制在 120 ／ 80 毫米汞柱以下，也不必擔心，這是最理想的血壓，可維持原來的藥物劑量。如果血壓繼續下降至 110 ／ 70 毫米汞柱以下，可在醫生指導下將現有藥物減半服用或停用一種降壓藥物，但不要停用所有藥物，以免數天后血壓又回升至用藥前的水準。

降壓第一步：改變「重口味」

大量研究證實，高鈉飲食會使血壓升高，而低鈉可使收縮壓降低，每天攝鹽量減少 2 克，人群平均收縮壓和舒張壓可分別降低 2 和 1.2 毫米汞柱。此外，高鈉攝入還可能直接損傷組織器官。與鈉恰恰相反，鉀可以緩衝鈉鹽升高血壓的作用，對腦血管有獨立的保護作用。研究顯示，以水果和蔬菜為主的高鉀食品，不僅可使高血壓患者的收縮壓和舒張壓下降，對健康的人也有著相同的效果。對口味重的人來說，限鹽簡直就是在剝奪他們飲食的樂趣，很難堅持，如果這部分人實在達不到世界衛生組織（WHO）提出的標準，不妨從補鉀入手，讓鉀和鈉的攝入量盡可能接近 1：1，也能保護血管。

高鈣、高鉀、高纖維和高血壓的對抗關係

鈣的補充：目前認為補鈣雖不是一種確實有效的高血壓治療手段，但適當地補充鈣對高血壓的防治有益，尤其是絕經後的婦女補鈣有利於防治骨質疏鬆症。含鈣高的食品有：牛奶、酸牛奶等。

鉀的補充：動物實驗表明，鉀的攝入量高可以預防中風。鉀攝入量低（<1.5g/d）而鈉攝入量高（>5g/d）的地區，高血壓和中風的發生率都很高。每天在正常膳食基礎上增加鉀的攝入可以降低血壓。豐富的水果和蔬菜可保證充足的鉀的攝入。應多吃含鉀、鈣豐富而含鈉低的食品，如馬鈴薯、茄子、海帶、A 菜心等。

高纖維飲食：一些研究證明，高纖維、低脂肪飲食可以降低血壓、控制血脂，對心腦血管病的防治有好處。

富含可溶性膳食纖維的食物包括：燕麥麩、豆類、鷹嘴豆、白米、麥麩、大麥、草莓等。

宜吃与忌吃食物

宜吃	
穀薯	蕎麥、糙米、玉米、燕麥、薏仁、黑米、小米、馬鈴薯、地瓜等
蔬菜	黃瓜、苦瓜、冬瓜、番茄、生菜、A 菜心、芹菜、大白菜、油菜、蘆筍、薺菜、茼蒿、豌豆苗、綠豆芽、菠菜、空心菜、茄子、洋蔥、白蘿蔔、胡蘿蔔、山藥等
水果	西瓜、柳丁、柚子、檸檬、桃、李、柿子、梨、蘋果、香蕉、橘子、鳳梨、草莓、桑葚、櫻桃、奇異果等
乾豆與豆製品	綠豆、 紅豆、 黑豆、豆腐、豆腐乾等
乾果堅果	杏仁、黑芝麻、核桃、花生、南瓜子、西瓜子等
菌菇	黑木耳、香菇、銀耳、平菇、雞腿菇、竹笙等

忌吃
油餅、油條、泡麵、鹹麵包、鹹菜、酸菜、臘肉、火腿腸、香腸、鹽水鴨、魚子醬、蜜餞、白酒等

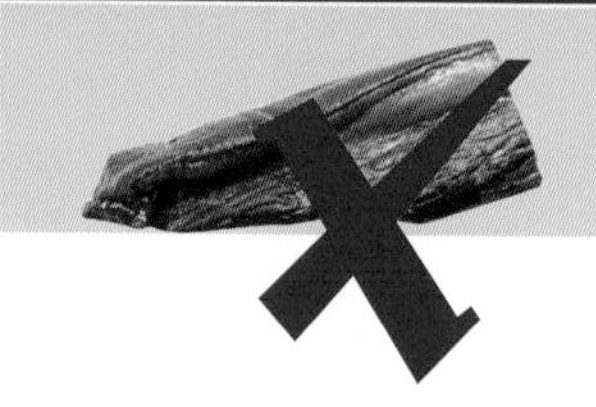

特效食譜

海蜇拌 A 菜心

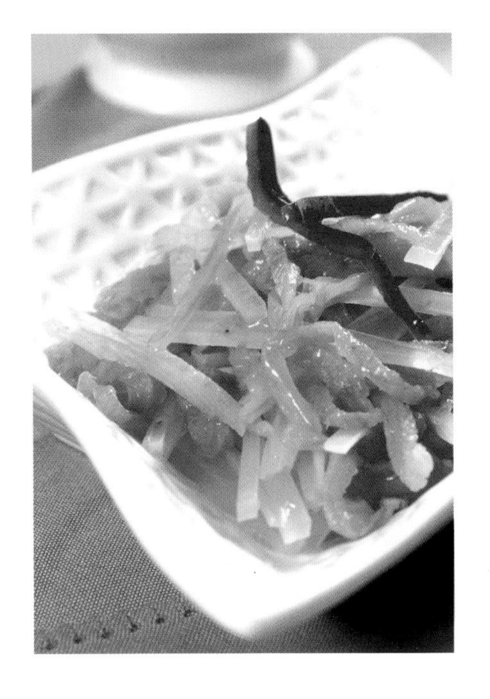

材料

海蜇皮、A 菜心各 150 克。

調料 醋 10 克，鹽、香油各 2 克

做法

1. 海蜇皮用清水浸泡去鹽分，洗淨，切絲；A 菜心去皮和葉，洗淨，切絲，入沸水中焯透，撈出，瀝乾水分，涼涼。
2. 取盤，放入 A 菜心絲和海蜇絲，用鹽、醋和香油調味即可。

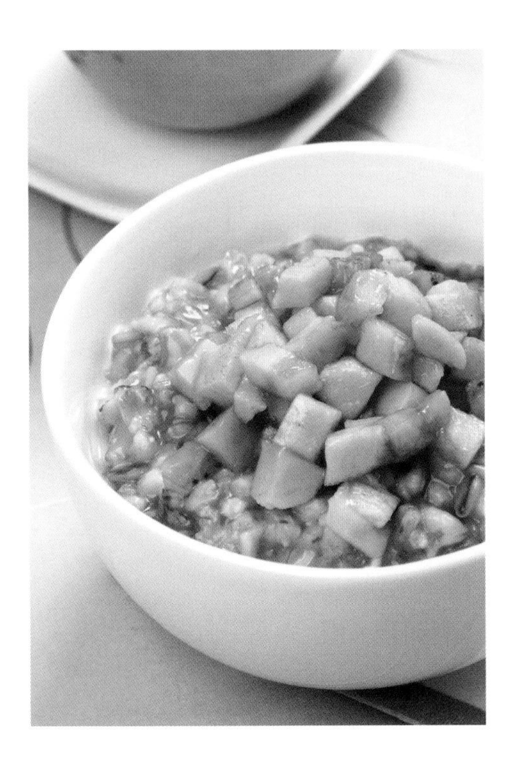

香蕉燕麥粥

材料

香蕉 1 根，燕麥片 100 克，牛奶 100 克。

做法

1. 香蕉去皮，切小丁。
2. 鍋置火上，倒入適量清水燒開，放入燕麥片，大火燒開後轉小火煮至粥稠，涼至溫熱，淋入牛奶，放上香蕉丁即可。

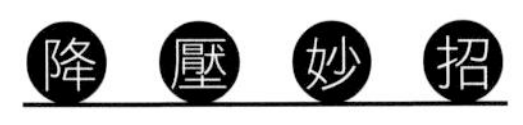

食用即溶麥片的一個關鍵就是避免長時間高溫煮，以防止維生素被破壞。麥片煮的時間越長，其營養損失就越大。

糖尿病

糖尿病患者衰老較快，衰老原因是由於高血糖促使機體產生膠質糖一蛋白質配合物，稱為非酶促糖基化終產物。這種物質干擾某些細胞的功能，使血管等組織僵硬。所以，為了抗衰老，糖尿病患者有必要降低血糖。

糖尿病≠不能享受甜食

糖尿病患者並不等於跟甜食絕緣了，在血糖穩定的情況下，可適量進食一些甜食。需要注意的一是吃什麼，二是吃多少，三是何時吃。不同的甜食所含的糖分是不一樣的，這就需要計算所含熱量，記得從主食中減去。

用甜味劑來代替糖

糖尿病人想吃甜品有個辦法，就是用甜味劑來代替糖。常用的甜味劑有甜葉菊糖、雙歧糖、阿斯巴甜、木糖醇等。它們的甜度遠強於糖，但對血糖影響小，且熱量極少或沒有熱量。需要注意的是，添加了甜味劑的食品並不真等於「無糖」，也不能多吃。例如「無糖月餅」，其主要成分是澱粉和脂類，可以產生高熱量，進食後會明顯升高血糖，切不可放開食用。

魔法廚房，降糖烹調小技巧

食物的生熟、軟硬、稀稠、顆粒大小決定了食物的血糖生成指數。

蔬菜能不切就不切，豆類最好整粒吃

薯類、蔬菜等不要切得太小或搗成泥狀，儘量切成中等大小，在吃的時候多嚼幾下，既能促進腸道的蠕動，又能幫助控制血糖。另外，豆子能不磨就不磨，能整粒吃就不要磨碎。

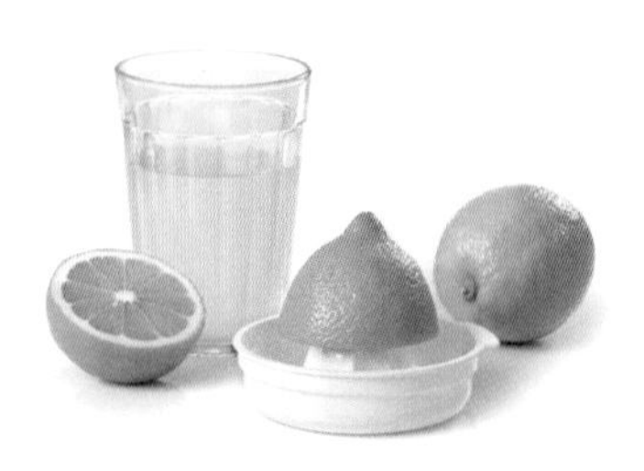
檸檬酸能分解糖，可預防糖尿病併發症。

宜用醋或檸檬汁調味

在副食中加醋或檸檬汁不僅可使整個膳食的血糖生成指數降低，而且可以減鹽，又能讓味道更好。

急火煮，少加水

食物加工時間越久，溫度越高，水分越多，糊化就越徹底，導致食物血糖生成指數也越高，升糖速度就越快。因此，烹調時最好用急火，且要少放水。

混合主食，給米飯加點兒「料」

建議糖尿病患者可以在做主食時混入粗糧，比如蒸米飯時加點小米、糙米、燕麥，煮白米粥加一把燕麥片，磨豆漿時加一把紫米，把白麵煎餅改成全麥粉和雜豆雜糧粉的混合煎餅等，做到「粗細搭配」。

做米飯放上幾把豆

白米的升糖指數偏高，但乾豆類升糖指數低，可將兩者混合製成綠豆飯、紅豆飯或黃豆飯。這樣整個膳食的升糖指數會有所降低。

在米飯裡面加點膠

燕麥、大麥等主食含有膠狀物質，它們屬於可溶性膳食纖維，可以提高食物的黏度，延緩消化速度，降低餐後血糖。在煮飯、煮粥時，不僅可以放一些燕麥片，還可以加入海藻、皂角米等含膠質原料。

蔬菜配主食，使血糖上升趨於緩和

先吃粗纖維的蔬菜，可增加飽腹感，就能不自覺地減少後面主食的攝入。如需控制主食的攝入量，就在吃飯時先多吃些蔬菜。

在米飯裡面加點菜

蔬菜中的纖維素和植物多糖能增加米飯體積，其中的大量水分可以稀釋熱量，還能延緩胃排空，所以米飯中不妨添一些蘑菇、筍丁、金針菇、海帶、蕨菜等高纖維蔬菜同吃，既能豐富花樣，又能提高飽腹感，延緩餐後血糖劇烈升高。

吃饅頭搭配涼拌菜

饅頭升糖指數比白米飯更高，然而饅頭和蔬菜搭配要比單吃饅頭時的血糖上升值低得多。早餐時，幾片饅頭搭配一盤涼拌黃瓜是不錯的選擇。

喝粥如喝酒，小口飲，邊吃菜

很多糖尿病患者怕喝粥。其實，只要掌握好一些技巧，糖尿病患者也能喝上美味的粥。

技巧 1 喝粥前，吃點乾的

吃進去的食物在成為葡萄糖前，需要經過食道和胃，如果能讓粥在胃內多停留一些時間，血糖升高的速度自然會減慢。如果我們在喝粥前，先吃一些固體食物，如主食、青菜，做到乾稀搭配，就可以延長粥在胃內的停留時間，進而減慢血糖升高的速度。

技巧 2 粥，要慢喝

粥易消化，迅速進入小腸被吸收，血糖會快速升高。如果慢慢喝粥，單位時間內被消化吸收的粥，量也會減少，血糖上升自然就會慢。糖尿病患者喝粥要像喝酒似的，小口慢飲，最好邊吃菜邊喝粥。

技巧 3 熬粥時間別太長

粥熬的時間越長，越黏糊，澱粉的性質發生改變，被人體吸收後，餐後血糖值升高就越快。因此，糖尿病患者在煮粥時可根據食材的不同分批次放入，不耐煮的食材最後放入，避免時間過長或煮得太爛，儘量保持食物顆粒的完整性。

技巧 4 加點粗糧

糖尿病患者做粥時，可加入一定量的豆類，並配合燕麥、大麥、糙米、紫米等富含膳食纖維的食材。此外，還可以加點藥材一起煮粥，這種粥具有養生的功效。比如黃耆補氣、熟地黃補腎、枸杞養肝、百合養肺等。

簡單的小方法

為了嚴格控制餐後血糖反應，煮粥時雜豆原料可占一半，包括紅小豆、綠豆、菜豆、豌豆、蠶豆、鷹嘴豆、小扁豆等。

水果作為加餐吃，不能用果汁替代

糖尿病患者攝取低糖水果，有助於降低患第二型糖尿病的風險，而喝果汁卻會起到相反的作用。

水果優選低糖水果

低糖水果可以減輕糖尿病患者的胰腺負擔，幫助其吸收到足夠的維生素和微量元素，對於提高、改善糖尿病患者體內胰島素的活性是很有幫助的。

吃水果時間很有講究

水果忌餐前餐後吃，宜作為「加餐」食用。「加餐」在兩次正餐之間，如上午 10 點左右、下午 3 點左右時。可直接將水果作為加餐食品，既預防低血糖，又可保證血糖不發生大的波動。

水果主食需交換

糖尿病患者每天食用水果的量不宜超過 200 克（一到兩個中等大小的水果），且要把水果熱量折算到一天攝入的總熱量中，以一天吃 200 克水果為例，則主食應減少 25 克。這就是食物等值交換的辦法，以使每日熱能攝入的總量保持不變。

糖尿病患者建議吃的水果

選用級別	血糖負荷（GL）	
推薦選用	＜ 10%	西瓜、柳丁、柚子、檸檬、桃、李、杏、枇杷、鳳梨、草莓、藍莓、櫻桃、奇異果、小番茄等
慎重選用	10% ～ 20%	香蕉、石榴、甜瓜、橘子、蘋果、梨、荔枝、芒果等
不宜選用	＞ 20%	柿子、 哈密瓜、玫瑰香葡萄、冬棗、黃桃、桂圓

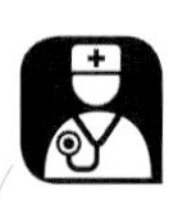

醫生不說你不知道

吃水果時最好挑偏「青」點的、「生」點的，沒熟透的，這樣的水果口感也還不錯，但含糖量會大大降低，有利於血糖控制。如挑選些「青」點的李子、橘子、蘋果、葡萄等。

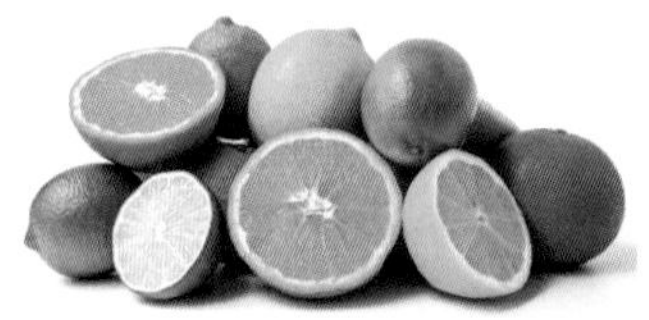

蘋果、梨、桃、李、杏、柚子、橘子、柳丁、葡萄、奇異果各200 克

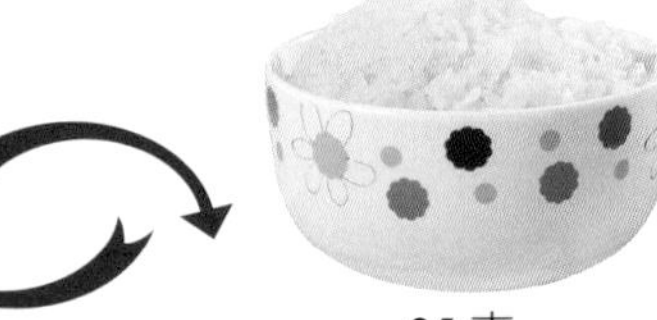

25 克主食

宜吃与忌吃食物

宜吃	
穀薯	蕎麥、糙米、玉米、燕麥、薏仁、黑米、小米、馬鈴薯等
蔬菜	黃瓜、苦瓜、冬瓜、番茄、生菜、A 菜心、芹菜、大白菜、油菜、蘆筍、韭菜、菠菜、空心菜、茄子、洋蔥、白蘿蔔、胡蘿蔔、山藥等
水果	西瓜、柳丁、柚子、檸檬、桃、李、杏、枇杷、鳳梨、草莓、藍莓、櫻桃、奇異果等
乾豆與豆製品	綠豆、 紅豆、 黑豆、豆腐、豆腐乾等
乾果堅果	杏仁、黑芝麻、核桃（乾）、山核桃、花生、葵瓜子、南瓜子、開心果等
菌菇	黑木耳、香菇、銀耳、平菇、雞腿菇、竹笙等

忌吃
油餅、油條、泡麵、鹹麵包、鹹菜、酸菜、臘肉、火腿腸、香腸、鹽水鴨、魚子醬、蜜餞、白酒等

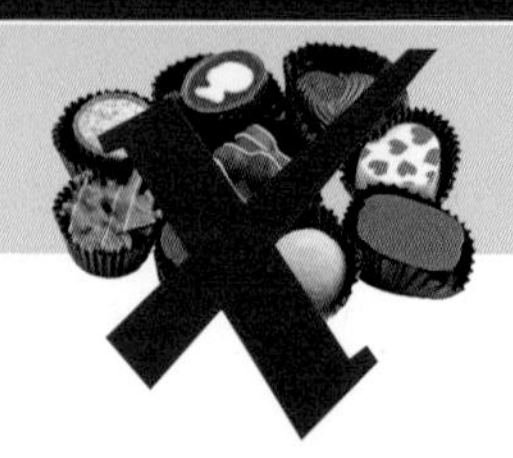

特效食譜

涼拌苦瓜

材料 苦瓜 500 克。

調料 乾紅辣椒 5 克，鹽 3 克，香油 5 克，花椒少許。

做法

1. 苦瓜洗淨，去兩頭，剖兩半，去瓤和子，切成片，放涼開水中泡 30 分鐘，撈出，焯熟，瀝乾；乾紅辣椒洗淨，切段。
2. 鍋置火上，放油燒熱，放入乾紅辣椒、花椒爆香，將油淋在苦瓜上，加鹽、香油拌勻即可。

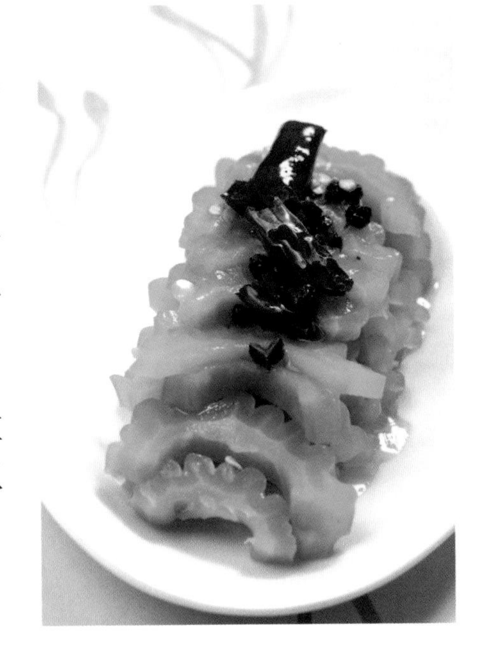

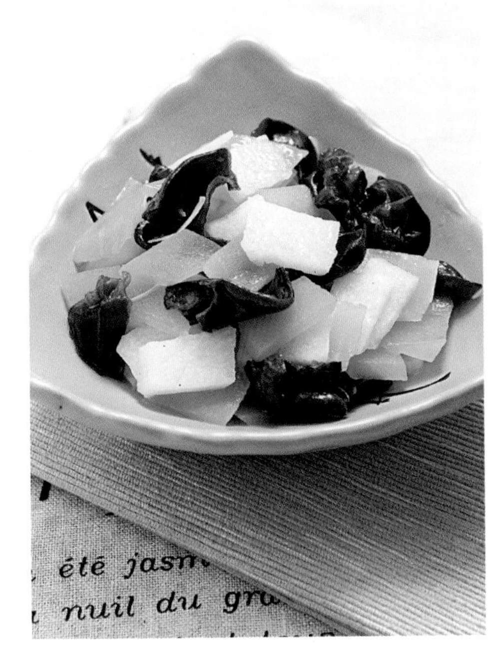

木耳炒 A 菜心

材料

水發木耳 100 克，A 菜心 150 克，紅甜椒 1 個。

調料 鹽、植物油各 3 克，香油 2 克。

做法

1. 水發木耳洗淨，切片；A 菜心去葉，去皮，洗淨，切斜片；紅甜椒去蒂、子，洗淨，切斜片；三種原料均用沸水焯燙。
2. 鍋內倒油燒熱，放入 A 菜心片、紅甜椒片、水發木耳片翻炒，加入鹽炒至熟，淋上香油即可。

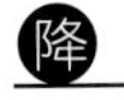

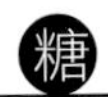

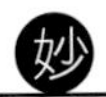

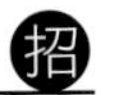

A 菜心焯水時間不宜過長，否則會造成水溶性維生素的大量流失。

高血脂

血脂異常是提高血管病發病率的一個重要危險因素。一項研究發現，北京居民在 1984 ～ 1999 年血膽固醇水準增加了 24%，僅這一個因素就能解釋 77% 的人群因冠心病死亡。所以，血脂降到正常水準對預防心血管病發病有重要意義。

降低血液黏稠度

「血液黏稠度」是與血脂異常形影不離的一個概念。現在人們比較關注血液黏稠度，其高低受許多因素的影響，以血脂水準最為重要。當血中總膽固醇或甘油三酯濃度升高時，脂蛋白（如低密度脂蛋白、乳糜微粒和極低密度脂蛋白）就會增多，導致血液黏稠度增高，造成血液流動時的摩擦力和阻力增加。因此，服用降脂藥物既能降低血脂，也可降低血液黏稠度。每天喝水至少 1200 毫升也是降低血黏稠度的好方法。另外，玉米、洋蔥、山楂、燕麥等食物也有助於降血脂。

每日攝取的膽固醇應減少至 200 毫克

健康人群每日攝入的膽固醇不應超過 300 毫克，如已患冠心病或其他動脈粥樣硬化症，每日攝取的膽固醇應減少至 200 毫克。動物內臟、蛋黃以及墨魚、干貝、魷魚、蟹黃等海產食品中膽固醇含量均高，應加以限制。

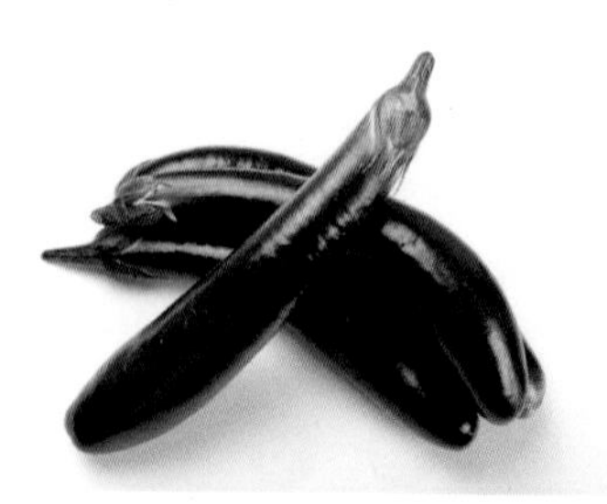

宜吃与忌吃食物

宜吃

穀薯	蕎麥、糙米、玉米、燕麥、薏仁、黑米、小米、馬鈴薯等
蔬菜	黃瓜、苦瓜、冬瓜、番茄、生菜、A菜心、芹菜、大白菜、油菜、蘆筍、韭菜、菠菜、空心菜、茄子、洋蔥、白蘿蔔、胡蘿蔔、山藥等
水果	西瓜、柳丁、柚子、檸檬、桃、李、杏、枇杷、鳳梨、草莓、藍莓、櫻桃、奇異果等
乾豆與豆製品	綠豆、紅豆、黑豆、豆腐、豆腐乾等
乾果堅果	杏仁、黑芝麻、核桃、葵瓜子、南瓜子、開心果等
菌菇	黑木耳、香菇、銀耳、平菇、雞腿菇、竹笙等

忌吃

高膽固醇血症患者要嚴格限制高脂肪、高膽固醇食物，如肥肉、動物內臟、豬油、奶油、魚子、蟹黃等；高甘油三酯症患者要嚴格限制甜食，如糕點、糖果、果汁、白糖、蔗糖、巧克力等。

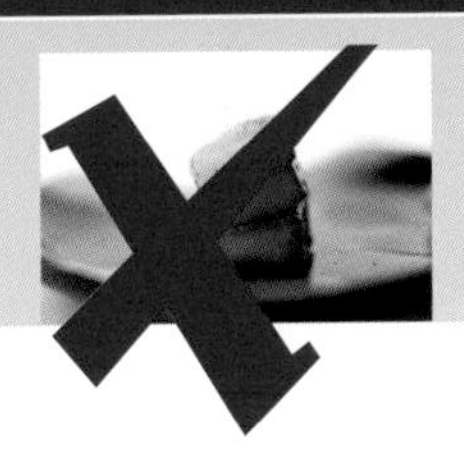

特效食譜

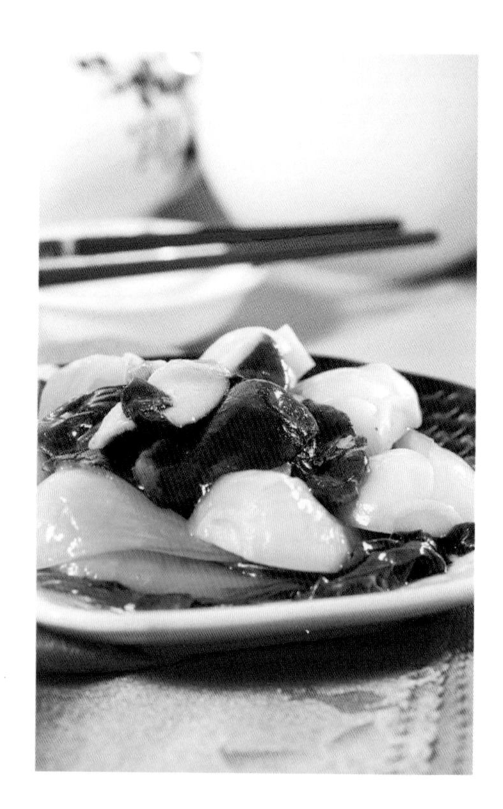

香菇燒油菜心

材料 油菜250克，乾香菇15克。

調料 植物油、鹽、料理米酒、水澱粉各適量。

做法

1 油菜擇去外葉，取用菜心，洗淨；香菇用清水泡發，洗淨，片成斜塊；泡香菇的水靜置使雜質沉澱，留上層清水備用。

2 炒鍋置於大火上，放入植物油燒熱，下油菜心煸炒，放入香菇和泡發香菇的清水，加入鹽、料理米酒，用水澱粉勾芡，顛翻炒鍋裝盤即可。

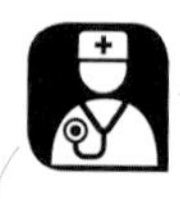

醫生不說你不知道

去醫院檢查血脂的前一天晚上 8 點以後不要再進食，次日早上 8 ～ 10 點空腹抽血化驗血脂。檢查前一天的晚飯應維持日常規律飲食，不能暴飲暴食；晚上一定要休息好。

木耳拌黃瓜

材料 水發木耳、黃瓜各 100 克。

調料 醋、辣椒油各適量。

做法

1 將水發木耳擇洗乾淨，下入沸水中焯透，撈出，瀝乾水分，放涼，切絲；黃瓜洗淨，去蒂，切絲。

2 取小碗，放入醋、辣椒油攪拌均勻，兌成調味汁。

3 取盤，放入黃瓜絲和木耳絲，淋入調味汁拌勻即可。

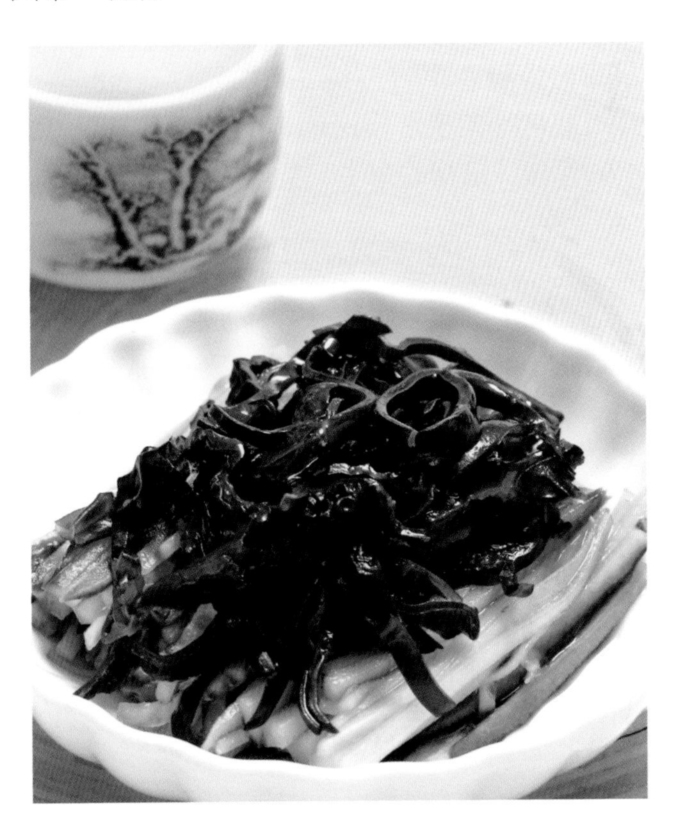

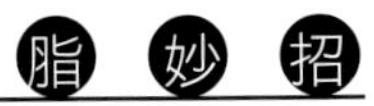
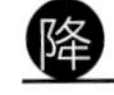
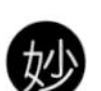
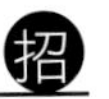

降脂妙招

血脂高、血黏度高者可每天吃一次木耳拌黃瓜，做這道菜的時候，應該加入醋，既可以調味，也能幫助降血脂。

冠心病

據研究，從 1991 年到 2009 年，中國所有地區冠心病死亡率均呈上升趨勢，近 20 年間，冠心病死亡率升高了一倍。冠心病的誘發因素很多，例如攝入酒精過多、疲勞過度、壓力過大、經常熬夜，甚至感冒都可能造成冠心病，所以平時尤其需要積極預防。

正確對待心率減緩

有時冠心病、心絞痛或心肌梗塞患者吃了 β 受體阻滯劑，心電圖報告說心率每分鐘 53 次或 47 ～ 48 次，患者無任何症狀，但也不敢再吃藥了，自己停藥。實際上，心率的合理適度減慢是對心臟的保護。這樣的患者只要無不適感覺，就不要停藥，也不需減量。

多食用富含不飽和脂肪酸的植物油

多不飽和脂肪酸具有降血脂、降血壓的作用，可以保護心血管，因此建議冠心病患者多吃含不飽和脂肪酸多的植物油。

ω-6 和 ω-3 多不飽和脂肪酸

ω-6 脂肪酸（亞油酸）和 ω-3 脂肪酸（α- 亞麻酸） 是人體必需的多不飽和脂肪酸，它們分別是前列腺素和腦細胞的原料。尤其是 ω-3 脂肪酸，不僅能顯著降低血中甘油三酯的水準，還可明顯降低心血管疾病死亡和心源性猝死的發生概率。

不要長期食用同一種油

每日飽和脂肪酸攝入量應不超過 15 克。按理說，除了少數純素人士，現代人很難缺乏飽和脂肪酸。

一方面，日常吃的肉蛋奶中都含有飽和脂肪，比如一日吃 50 克豬瘦肉就能提供 10 克脂肪，其中有 4 克飽和脂肪酸。

另一方面，植物油中也含有一定量的飽和脂肪，比如花生油中飽和脂肪酸含量約占 30%，那麼用 20 克花生油炒菜，就會吃到 6 克左右的飽和脂肪酸。光這兩項加起來，就有 10 克飽和脂肪酸。所以，提倡冠心病患者以植物油為主，少用動物油。但是，在植物油中也有含有飽和脂肪酸很高的油，椰子油的飽和脂肪酸含量在 90% 以上，棕櫚油也超過 50%，這些油也不宜多吃。

平時用油時，要適當搭配一些高端食用油。富含 ω-3 多不飽和脂肪酸的食用油，可選用亞麻籽油、胡麻籽油、紫蘇油、核桃油等。對於冠心病人群來說，應把這些油作為日常用油的重要選擇，並且常和其他油類換著吃。

三類人該看「雙心門診」

冠心病患者出現心理問題時，如果不及時治療，可能會加重軀體疾病。為此，我提出了「雙心門診」的診療模式。至少有三類人應該看「雙心門診」。

第一類是，醫院檢查後並無器質性心臟病，但常覺胸悶、胸痛，而懷疑自己患了心臟病，加上聽到周圍有人因心臟病去世的消息，而驚恐不安。

第二類是，有胸悶、心悸的症狀，心電圖僅表現為早搏，並沒有嚴重的器質性心臟病，但由於醫生解釋不正確，而導致患者心臟病不重、精神壓力很重。

第三類是，曾接受過介入、搭橋、起搏器植入等手術的器質性心臟病患者，儘管手術治療十分成功，但由於經歷了急救、手術、病友死亡等刺激，再加上對疾病預後缺乏瞭解，產生了抑鬱、焦慮等精神心理障礙。

宜吃与忌吃食物

宜吃	
穀薯	小麥、高粱、玉米、燕麥、薏仁、黑米、小米、馬鈴薯等
蔬菜	綠豆芽、扁豆、青椒、黃瓜、苦瓜、冬瓜、番茄、生菜、A 菜心、芹菜、大白菜、油菜、韭菜、菠菜、茄子、洋蔥、白蘿蔔、胡蘿蔔、山藥等
水果	西瓜、柳丁、柚子、檸檬、桃、李、杏、枇杷、鳳梨、草莓、藍莓、櫻桃、奇異果等
乾豆與豆製品	綠豆、紅豆、青豆、黑豆、豆腐、豆腐乾等
乾果堅果	杏仁、黑芝麻、核桃、花生、葵瓜子、南瓜子、開心果等
菌菇	黑木耳、香菇、銀耳、平菇、雞腿菇、竹笙等

忌吃
豬油、奶油、羊油等；肥肉，包括豬、羊、牛等的肥肉；腦、骨髓、內臟、魚子；糖、酒、煙、巧克力等；軟體動物，如田螺、墨魚、魷魚等。

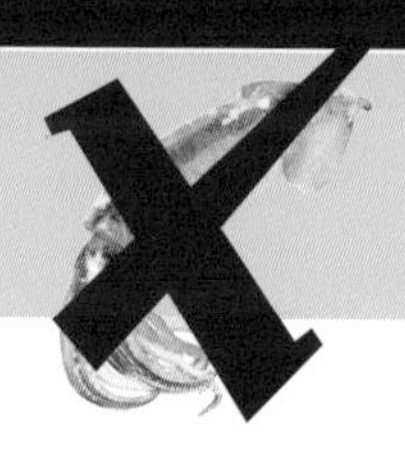

特效食譜

山楂紅棗汁

材料

山楂100克，紅棗100克，冰糖適量。

做法

1 山楂洗淨，去核，切碎；紅棗洗淨，去核，切碎。

2 將山楂、紅棗放入果汁機中攪打，打好後倒入杯中，加入冰糖調勻即可。

功效

健胃補脾，改善機體的新陳代謝，改善心肌營養、強心，有助於保護心血管，防止血管硬化，降低膽固醇，降血脂，降血壓，預防心腦血管疾病。

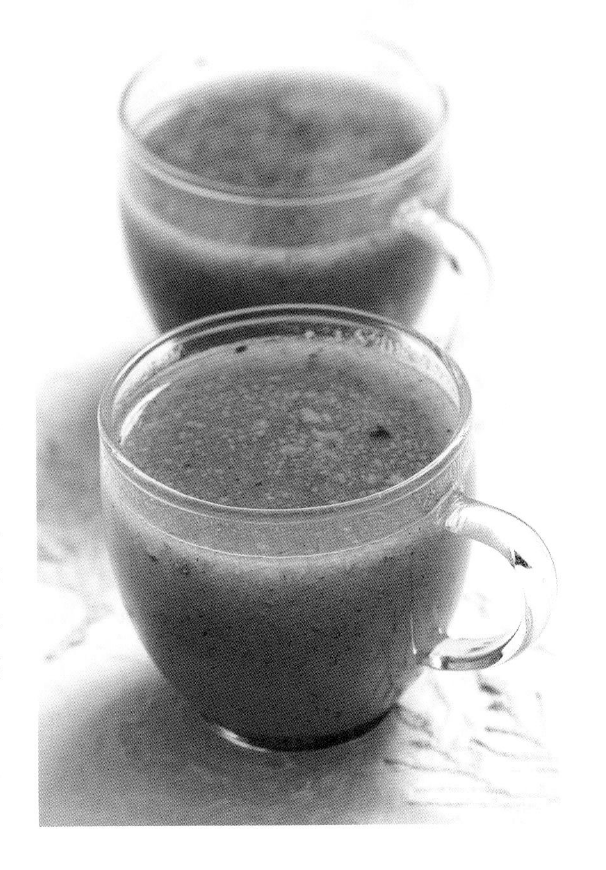

急性心肌梗塞

《中國心血管病報告 2013》顯示，心血管病死亡率居各種疾病之首，中國心血管病患者約有 2.9 億，其中心肌梗塞患者 250 萬。急性心肌梗塞及不穩定性心絞痛屬於急性冠脈綜合症（俗稱急性冠心病）。急性冠心病平時沒症狀，有的一發作就猝死，所以高危人群要早期干預。

時間就是心肌，時間就是生命

急性心肌梗塞是可救治的疾病，而實現救治的關鍵是患者從起病到救治的時間，治療越早效果越好。從到達醫院門口（急診室）到第一次球囊擴張之間的時間，指南上推薦是 90 分鐘，現在進一步要求是 60 分鐘，歐洲一些國家這一時間已降到 50 分鐘以下，中國中位數為 138 分鐘（還不算院外的延遲時間）。這迫切需要改善。

優化和簡化救治流程是縮短時間和提高救治效果的關鍵。目前，以色列與一些歐洲國家已由院外救護車啟動醫院的心導管室，繞過急診室與 CCU（冠心病監護病房），直接到達手術現場。入醫院門至首次球囊擴張時間已控制到 41 分鐘。

有胸痛上醫院

這裡我要送大家一句警言：「有胸痛上醫院。」冠心病最常見的表現是胸痛，急性心肌梗塞半數以上無先兆，以突發的胸悶、胸痛為表現。從血栓形成到血管供應的心肌組織壞死，動物實驗是 1 小時，在人身上最晚是 6 ～ 12 小時。所以，我們心臟科醫生最重要的理念是「命繫 1 小時」，就是醫學上常說的搶救的黃金時間。抓不住時間窗，患者將付出致殘、致死的代價。

介入治療越早越好

我們要求在最短的時間內儘快開通導致梗死的「罪犯」血管，溶栓要求在到達醫院後半小時內進行，經皮冠狀動脈介入（PCI）

要求在到達醫院後 60 ～ 90 分鐘內進行。如能在起病 1 小時內完成溶栓和 PCI，治療後即使用最先進的檢查技術也查不到梗死的痕跡。搶救所用藥物（溶栓藥）或器械（如支架）的成本是固定的，治療越早，挽救的心肌越多，挽救的生命越多。因此，時間就是心肌，時間就是生命，丟失了時間就是丟失了生命。

再急也要呼叫救護車

胸痛患者呼叫急救醫療服務系統（救護車）可以明顯獲益，不要自行轉運（包括乘坐計程車、由家人或朋友開車，更不能自己開車前往醫院）。

（1）急性心肌梗塞患者急救措施

急性心肌梗塞患者的死亡約 2 ／ 3 發生於發病後第 1 ～ 2 小時內，經常死於到醫院之前。在救護車上配備有必要的搶救器材和藥物，是保證患者安全到達醫院的最好工具。救護車轉運急性心肌梗塞患者時常用的治療包括：

1. **給氧氣**：無論有無併發症，急性心肌梗塞患者都有不同程度的缺氧。轉運途中一般可用鼻導管吸氧，速度 2 ～ 4 升／分鐘。

2. **止痛**：劇烈疼痛常使患者煩躁不安，容易擴大梗死面積，誘發心律失常及心力衰竭。

3. **給硝酸甘油**：可舌下含服硝酸甘油，靜脈輸滴硝酸甘油則更好。硝酸甘油可擴張冠狀動脈，增加側支血流到缺血心肌，有利於緩解缺血性疼痛。

4. 予以心電監測和準備去顫器。

5. 嚼服 300 毫克阿司匹林，抗血小板聚集。

（2）使用急救醫療服務系統

轉運可引起急診室醫生的重視或通過預先已有的心電圖，減少院內診斷時間，從而最終縮短再灌注治療時間。

急性心肌梗塞的家庭急救方法

1. 急性心肌梗塞發病早期不易與心絞痛鑒別，可先按心絞痛治療，當硝酸甘油等治療無效，疼痛劇烈並超過 20 分鐘時，患者就可能發生了急性心肌梗塞，應當迅速撥打急救電話，等待救護車轉運到醫院。在專業救護人員到來之前，讓患者平臥並儘量保持安靜，可繼續給予硝酸甘油等治療，有條件可儘早給患者吸氧氣。

2. 急性心肌梗塞的患者約有 1 ／ 3 表現為心臟驟停，即患者在發病後迅速出現意識喪失，若不及時搶救，患者死亡危險極高。當遇到心臟驟停的患者時，你就是最好的搶救者，不要為尋找其他救護人員而耽誤時間。要知道，心臟停搏後最初的幾分鐘對患者生命的復甦極為重要。假如現場只有你一個人，而通訊又不方便，寧可暫緩叫救護車，也要立即開始胸外心臟按壓。

用胸外心臟按壓做心臟停止後的復甦

讓患者仰臥，最好是在堅硬的木板上。如果患者原來不是仰臥姿勢，救護者要一手放在患者頭後部和頸部，另一手放在患者腋下，使其轉為仰臥。

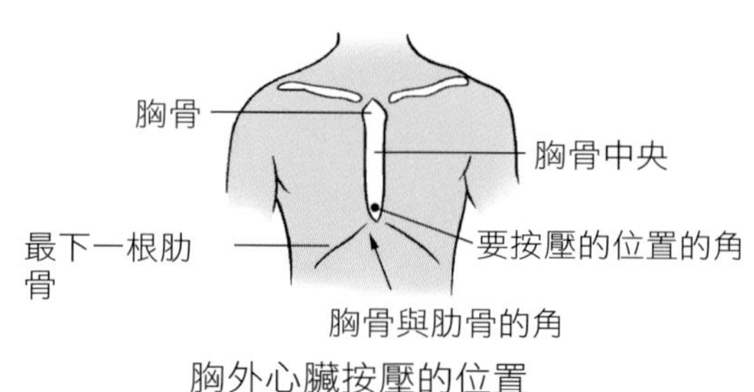

胸外心臟按壓的位置

1. 救護者跪在患者胸部旁邊，手指沿患者最下邊的一根肋骨的邊緣，向斜上方移動。

2. 當食指移到胸部正中間的胸骨時，再向上移一點就是胸骨中央，此時中指的位置就會在胸骨與肋骨的角上，而食指所在的位置就是要按壓的位置。

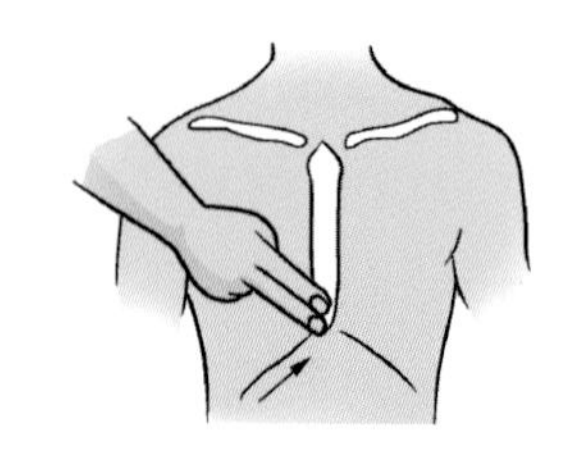
沿肋骨下緣向上移至骨中央，找到胸外心臟按壓的位置

3. 將兩手疊放在要按壓的位置上。一隻手的掌根部放在要按壓的位置上，然後再將另一隻手疊放在這只手上；將兩手的手指抬起，用手掌根部按壓。

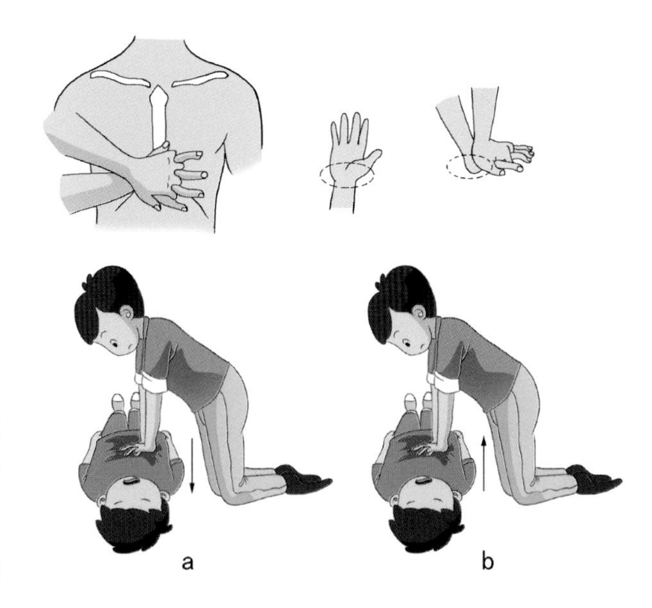

4. 救護者雙肩處於患者胸骨的正上方，肘部不要彎曲，雙手放在按壓部位不要離開，用自己的體重加力按壓，使病人的胸骨因被按壓而向下凹陷 3.5 ～ 5 公分。注意要避免因用力過大而造成肋骨骨折。

5. 按壓後即放鬆，但注意掌根不要離開患者胸部。

6. 患者胸部恢復原狀後，再加力按壓，如此反覆，1 分鐘做 80 ～ 100 次，按壓時間的長短和放鬆時間相同。

容易走入的 3 個誤區

「有胸痛上醫院」的口號標誌著院前急救理念的普及，但還有相當多的患者存在著 3 個誤區：其一，因為心肌梗塞的發生常常在後半夜至淩晨，患者往往不願叫醒親屬而等到天亮，坐失良機。其二，身體健康的人突發胸痛時，以為是胃疼，忍忍就過去了，結果這一忍，把命也給忍沒了。其三，患者在牢記「有胸痛上醫院」的同時，一定要明確是儘快呼叫急救醫療服務系統，去有搶救條件的大醫院。

用心前區叩擊法做心跳停止後的心臟復甦

救護者右手放在患者的左前胸，左手握拳，從距右手 30 ～ 40 公分高度捶下，向患者的心前區（前胸左側乳頭內側）猛然叩擊數次即可。

什麼情況下該做心臟支架

心臟支架是一項先進技術，但是好技術使用得當才對病人好，好技術使用不當或使用過度則是危害。什麼是好？就是把該做的做好，不該做的千萬不要做。

哪些是該做的

首先，最應該做支架的是急性心肌梗塞，時間就是心肌，時間就是生命。支架也是目前治療急性心肌梗塞最佳的技術，如果能快速地在心肌梗塞病人出現血栓之前在血管中放入支架、開通血管，是目前挽救生命、挽救心肌的最佳治療措施，治療效果超過溶栓藥物。

其次是具有典型心絞痛症狀的患者，如果是不穩定型心絞痛，比如近期發生、惡化加重等，尤其伴糖尿病和高血壓的高危人群，支架也可能是有效的治療措施，但它不需要像心肌梗塞那樣達到分秒必爭的程度。因此，這很容易造成支架的過度或不當使用，這類患者使用支架前應經過慎之又慎的評估，因為不必要地植入冠脈支架將降低患者生存品質。

哪些是不該做的

第一類是部分穩定型心絞痛患者，如果藥物治療加康復治療，症狀緩解得很好，就不要放支架，支架不能預防心肌梗塞，其本身就存在長期血栓風險，可能進一步導致心肌梗塞。

第二類是在健康篩查中，無症狀的患者在體檢中發現冠狀動脈狹窄程度達到臨界值，達到 50% ～ 60%，特別是 70% 時，應不應該安放支架？現在有個很壞的現象，就是強調狹窄程度達到 70% 就要安支架，如果不安支架隨時就可能猝死、就可能心肌梗塞。這種說法是錯誤且片面的，如果患者症狀不明顯，需要做進一步評估，如果有豐富的側支迴圈代償就應減少不必要的支架植入。

如何合理服用硝酸甘油

第一，含服不吞服。心絞痛急性發作時，應立即將硝酸甘油含於舌下，而不是放在舌面上，更不能吞服（會降低藥效）。

第二，選擇正確的服藥姿勢。應採取坐位含藥，或靠牆蹲下，含藥後靜坐15分鐘。

第三，注意正確的藥品劑量及療效。心絞痛急性發作時，可立即舌下含服一片硝酸甘油，如不見效，隔五分鐘再含服一片，可以連續應用三次，一般不超過三次。若使用三片均無效，應懷疑是急性心肌梗塞，須及時赴醫院救治。

第四，堅持隨身攜帶。因為心絞痛和冠心病是中老年人的常見病、多發病，發作時不分時間和地點，故應隨身攜帶。

第五，注意合理停藥。冠心病和心絞痛基本治癒時，切忌突然停藥，否則可能引起反跳現象，誘發心肌缺血而致心絞痛、急性心肌梗塞和猝死。合理停藥應該逐漸減量，直至完全停藥。

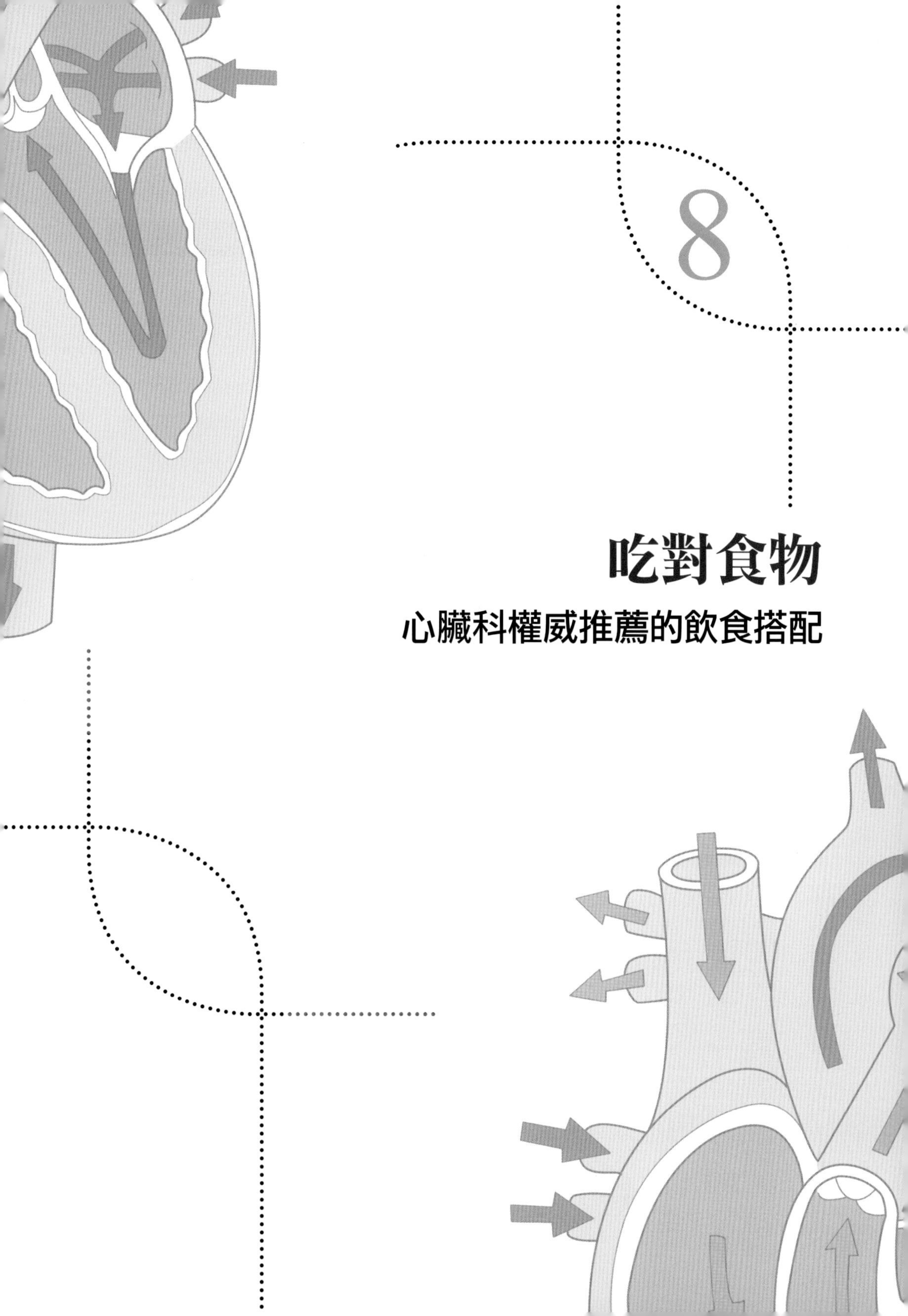

8

吃對食物

心臟科權威推薦的飲食搭配

能降低心臟病風的食材搭配

小麥 心氣足了心神安

效果	建議食材搭配	原理
預防高血脂	小麥 ＋ 黑豆 ＋ 亞麻仁油	補充植物固醇、異黃酮，增加「好膽固醇」
預防糖尿病	小麥麩＋麵粉＋雞蛋	低糖、高纖維素、高蛋白質
緩解自汗	小麥＋紅棗＋黃耆	水煎服，益氣固表止汗
緩解失眠	小麥＋粳米＋紅棗	共煮粥，養心安神

紅棗 補心強心少不了它

效果	建議食材搭配	原理
補心強心	紅棗 ＋ 蓮子 ＋ 百合	改善心肌營養，適合疲勞者、長期失眠者
美容養顏	紅棗 ＋ 花生 ＋ 桂圓	滋養心血，銷斑抗皺
促進血液循環	紅棗 ＋ 生薑 ＋ 紅糖	促進氣血流通，改善手腳發涼

核桃 富含保護心臟的 ω-3

效果	建議食材搭配	原理
預防高血脂	核桃 + 山楂 + 芹菜	可降低心理壓力造成的血壓增高
保護心肺	核桃 + 紅棗 + 蜂蜜	潤肺止咳，可緩解咳嗽、支氣管炎
延緩衰老	核桃 + 黑芝麻 + 桑葚	補充不飽和脂肪酸、抗氧化劑
烏髮護膚	核桃 + 枸杞 + 黑米	補腎烏髮，補維生素 E，護膚

番茄 天然的血栓溶解劑

效果	建議食材搭配	原理
預防中風	番茄 + 菠菜 + 馬鈴薯	增加鉀的攝入，預防中風
健腦抗衰老	番茄 + 雞蛋 + 青椒	補 DHA，補充茄紅素、維生素 C 等抗氧化劑
預防動脈硬化	番茄 + 豆腐 + 大白菜	補充異黃酮、胡蘿蔔素等血管清理劑

菠菜 預防心腦血管疾病

效果	建議食材搭配	原理
預防高血脂	菠菜 + 白芝麻 + 花生	補充不飽和脂肪酸
預防貧血	菠菜 + 黑木耳 + 柚子	水煎服，益氣固表止汗

山楂 抗心率失常，防心衰

效果	建議食材搭配	原理
保護心血管	山楂 + 杭菊 + 荷葉	補充具有抗凝血、擴血管作用的黃酮類化合物
緩解心性水腫	山楂 + 紅豆 + 薏仁	補充能促進排尿的皂甙類物質
降低血液黏稠度	山楂 + 核桃 + 葡萄	活血化瘀、止痛
促進消化	山楂 + 蘿蔔 + 蒟蒻	促進腸胃蠕動，幫助減肥
緩解胃寒、胃痛	山楂 + 桂花 + 生薑	暖胃、祛寒、止痛

燕麥 對付冠心病身手不凡

效果	建議食材搭配	原理
預防高血壓	燕麥 ＋ 牛奶 ＋ 香蕉	高鉀、高鈣、高膳食纖維，幫助降壓
預防高血脂	燕麥 ＋ 豆腐 ＋ 黃瓜	降低血清總膽固醇、甘油三酯
預防糖尿病	燕麥 ＋ 蘋果 ＋ 地瓜	補充膳食纖維，增加飽足感

苦瓜 降心火，除煩躁

效果	建議食材搭配	原理
促進大腦活性	苦瓜 ＋ 雞蛋 ＋ 花生	補充膽鹼、維生素 E
預防衰老	苦瓜 ＋ 生菜 ＋ 玉米	補充維生素 C、維生素 E、類胡蘿蔔素等抗氧化劑
緩解口腔潰瘍	苦瓜 ＋ 豆腐 ＋ 綠豆	清熱解毒，降泄心火
美肌	苦瓜 ＋ 紅椒 ＋ 杏仁	補充維生素 C、維生素 E，有護膚功效

綠茶 有效抑制血管老化

效果	建議食材搭配	原理
預防 高血脂	綠茶 ＋ 菊花 ＋ 紅花	含降血脂的多種活性成分
抗炎 抗菌	綠茶 ＋ 橄欖 ＋ 烏梅	補充維生素 C，泡飲適用於慢性咽炎
淨化 血管	綠茶 ＋ 奇異果 ＋ 柳丁	補充維生素 C、兒茶素、類黃酮和檸檬素

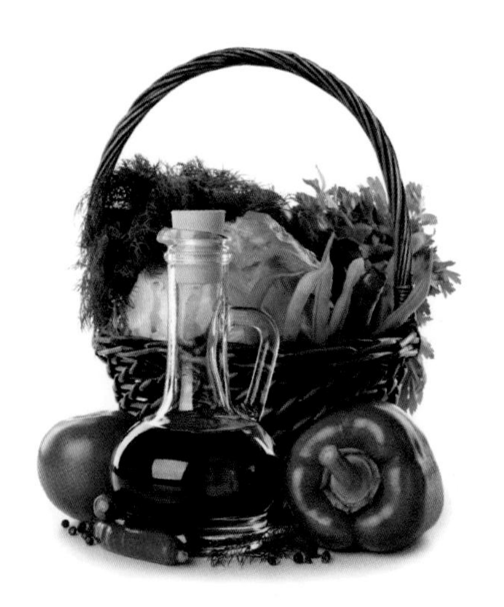

讓血管清淨暢通的食材搭配

玉米 減少膽固醇的沉積

效果	建議食材搭配	原理
預防動脈硬化	玉米 ＋ 松仁 ＋ 青豆	高鉀降壓，補充維生素 E、硒，抗氧化
預防高血脂	玉米 ＋ 洋蔥 ＋ 雞蛋	減少小腸對膽固醇的吸收量
預防黃斑病變	玉米 ＋ 胡蘿蔔 ＋ 青椒	補充胡蘿蔔素、黃體素、玉米黃質等護眼營養素

黑芝麻 維持血管的彈性

效果	建議食材搭配	原理
預防動脈硬化	黑芝麻 ＋ 菠菜 ＋ 玉米	補充不飽和脂肪酸、葉酸，能維持血管彈性
預防高血壓	黑芝麻 ＋ A 菜心 ＋ 豆腐	高鉀、高鈣，能對抗血壓升高
預防大腦衰老	黑芝麻 ＋ 核桃 ＋ 燕麥	補充亞油酸、EPA、DHA 等，延緩大腦衰老
烏髮美容	黑芝麻 ＋ 黑豆 ＋ 牛奶	補充維生素 E、維生素 C、鐵、優質蛋白

海帶 降脂，不讓血管阻塞

效果	建議食材搭配	原理
降低血液黏稠度	海帶 + 香菇 + 胡蘿蔔	舒張血管，清除血液垃圾
減肥	海帶 + 黃豆芽 + 冬瓜	高膳食纖維增加飽腹感，高鉀利尿
預防高血壓	海帶 + 蘿蔔 + 白芝麻	高鈣有利於減少外周血管阻力

杏仁 預防血小板凝結

效果	建議食材搭配	原理
預防動脈硬化	杏仁 + 芹菜 + 胡蘿蔔	補充維生素 C、茶多酚、類黃酮等護心營養素
預防糖尿病	杏仁 + 苦瓜 + 玉米	補利於降糖的維生素 C、膳食纖維、鈣、鎂、硒
通便排毒	杏仁 + 黃瓜 + 燕麥	油脂、膳食纖維、維生素 C 能潤腸通便

蘋果 防止動脈粥樣硬化

效果	建議食材搭配	原理
預防心臟病	蘋果 ＋ 綠茶 ＋ 櫻桃	補充維生素 C、茶多酚、類黃酮等護心營養素
預防呼吸道疾病	蘋果 ＋ 梨 ＋ 橘子	清肺潤肺，很適合霧霾天食用
預防高血壓	蘋果 ＋ 芹菜 ＋ 馬鈴薯	高鉀、高膳食纖維助降壓
改善便秘	蘋果 ＋ 蜂蜜 ＋ 香蕉	潤腸通便，促進排泄
預防前列腺炎	蘋果 ＋ 南瓜子 ＋ 番茄	補充鋅、茄紅素，能預防和改善前列腺炎

黑木耳 天然抗凝劑

效果	建議食材搭配	原理
預防衰老	黑木耳 ＋ 山藥 ＋ 雞蛋	補充磷脂類化合物，可延緩記憶力減退
消除便秘	黑木耳 ＋ 黃瓜 ＋ 香油	補充油脂、膳食纖維，能潤腸通便

紫茄子 毛細血管的“修理工”

效果	建議食材搭配	原理
補心 強心	紫茄子＋黃瓜＋青椒	補充維生素 P、維生素 C、辣椒素等，促進血液迴圈
美容 養顏	紫茄子＋冬瓜＋豆腐	補充皂草甙、大豆異黃酮，高鉀、高鈣，降血壓

山藥 保護心血管的“小人參”

效果	建議食材搭配	原理
預防 動脈硬化	山藥 ＋ 黑木耳 ＋ 胡蘿蔔	多糖成分、胡蘿蔔素等能保持血管彈性
預防 糖尿病	山藥 ＋ 納豆 ＋ 枸杞	含降糖的多種活性成分

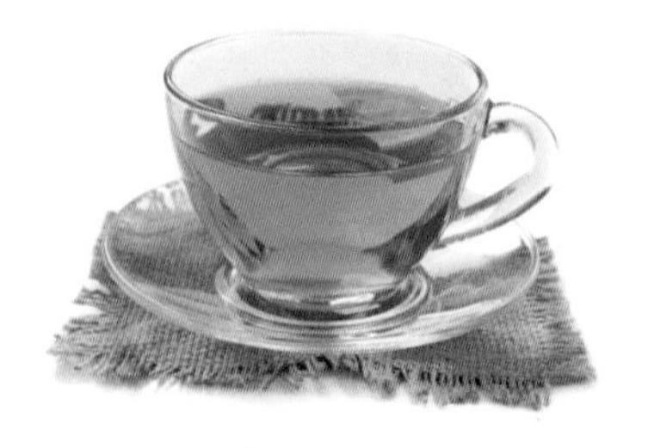

富抗氧化劑的食材搭配

胡蘿蔔 防中風的「土人參」

效果	建議食材搭配	原理
防止動脈硬化	胡蘿蔔 ＋ 青椒 ＋ 南瓜	補胡蘿蔔素、維生素C、維生素E等，保護血管
促進大腦活性	胡蘿蔔＋高麗菜＋雞蛋	改善大腦供血供氧狀態
養肝明目	胡蘿蔔 ＋ 植物油 ＋ 玉米	改善肝功能，補維生素A，保護視力，預防乾眼症

紫葡萄 阻止健康細胞的癌變

效果	建議食材搭配	原理
預防糖尿病	紫葡萄 ＋ 枸杞 ＋ 山藥	補充多酚、枸杞多糖、黏液蛋白、膳食纖維等有助於防止血糖升高
預防癌症	紫葡萄 ＋ 蘋果 ＋ 花椰菜	含多種抗癌活性成分，尤其能預防乳腺癌、肺癌
預防心血管病	紫葡萄 ＋ 番茄 ＋ 小麥	提高血漿裡的抗氧化劑含量，改善心血管功能
消除大腦疲勞	紫葡萄 ＋ 雞蛋 ＋ 草莓	補充卵磷脂、抗氧化劑等提升腦力的營養素

紫甘藍 抑制炎症，養護關節

效果	建議食材搭配	原理
保護視力	紫甘藍 ＋ 柿子椒 ＋ 胡蘿蔔	補充維生素 C、胡蘿蔔素等，預防視網膜病變
預防動脈硬化	紫甘藍 ＋ 黑木耳 ＋ 綠豆芽	高鉀、高維生素 C、高花青素有助於保護血管

花椰菜 增強抗損傷抗癌能力

效果	建議食材搭配	原理
預防糖尿病	花椰菜 ＋ 豆腐 ＋ 牛蒡	維生素 C、大豆異黃酮、膳食纖維
預防癌症	花椰菜 ＋ 蘿蔔 ＋ 高麗菜	補充強大的蘿蔔硫素，抗癌

蘆筍 多種癌症的得力幫手

效果	建議食材搭配	原理
預防動脈硬化	蘆筍 ＋ 豆腐 ＋ 杏仁	補充不飽和脂肪酸、維生素 E 等，降低膽固醇

櫻桃 抗炎護心，降尿酸

效果	建議食材搭配	原理
預防心臟病	櫻桃 ＋ 蘋果 ＋ 番茄	補充多種植物營養素，可以保護心臟
養顏抗皺	櫻桃 ＋ 銀耳 ＋ 蜂蜜	幫助面部皮膚嫩白紅潤、去皺清斑
預防卵巢衰老	櫻桃 ＋ 豆腐 ＋ 藍莓	補充類黃酮，對保持卵巢年輕有益

枸杞 保肝明目，降脂降糖

效果	建議食材搭配	原理
延緩老花眼	枸杞 ＋ 菊花＋ 玉米	補充維生素 A、B 群維生素、維生素 E 等，保護視力
預防糖尿病	枸杞＋山藥＋糙米	補充枸杞多糖、黏液蛋白、膳食纖維等，有助於降糖
預防高血脂	枸杞＋木瓜＋檸檬	補充枸杞多糖、維生素 C、檸檬素等，能降低膽固醇
提高免疫力	枸杞＋蓮子＋銀耳	補充枸杞多糖、棉子糖、銀耳多糖等，能調節免疫力

藍莓 養眼，增強記憶力

效果	建議食材搭配	原理
預防高血壓	藍莓 ＋ 優酪乳 ＋ 燕麥	補充鈣、膳食纖維等，有助於防止血壓升高
促進大腦活性	藍莓 ＋ 牛奶 ＋ 芋頭	補充花青素、優質蛋白、鐵、B 群維生素等，改善腦迴圈
預防眼球老化	藍莓 ＋ 枸杞 ＋ 玉米	補充花青素、胡蘿蔔素、玉米黃質等護眼營養素

奇異果 抗衰老的「長生果」

效果	建議食材搭配	原理
預防動脈硬化	奇異果 ＋ 柳丁 ＋ 銀耳	充維生素 C、銀耳多糖、黃酮類、膳食纖維
預防心臟病	奇異果 ＋ 杏桃 ＋ 山藥	補充維生素 C、黏蛋白，能保護心血管
提亮膚色	奇異果 ＋ 燕麥 ＋ 番茄	補充維生素 C、維生素 E 等，能保持皮膚彈性
抗炎	奇異果 ＋ 綠茶 ＋ 櫻桃	補充多種具有抗炎活性的營養素，消除慢性炎症

紫薯

護血管，抗過敏

效果	建議食材搭配	原理
預防 腸胃病	紫薯 ＋ 糙米 ＋ 蜂蜜	補充有機酸、酶類、膳食纖維等，能調理腸胃
預防 心腦血管病	紫薯 ＋ 西米 ＋ 苦瓜	補充維生素C、膳食纖維、花青素等，能降低甘油三酯、促進膽固醇的排泄
預防 肺病	紫薯 ＋ 銀耳 ＋ 百合	含有的獨特成分能夠滋陰潤肺、止咳
抗衰老	紫薯 ＋ 山藥 ＋ 黑豆	補充花青素、硒、山藥多糖、黃酮類，抗氧化

金針菇

防止動脈粥樣硬化

效果	建議食材搭配	原理
預防 高血脂	金針菇 ＋ 豆腐 ＋ 番茄	豆固醇、茄紅素等能降低膽固醇，保護血管

4大清肺營養素

NO.1 蘿卜硫素

美國研究人員的試驗顯示，十字花科植物富含的蘿蔔硫素有助於清除肺部有害細菌，從而使肺部保持清潔，免受感染。常見的十字花科蔬菜有：

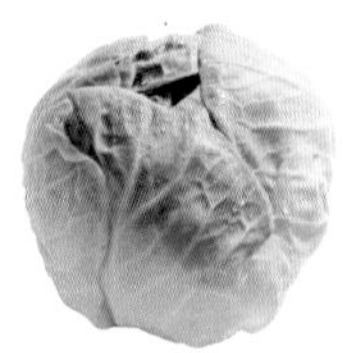

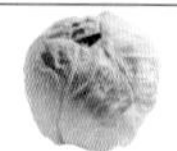

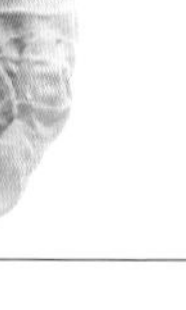

青花菜 ＋ 黑木耳 ▶ **預防心血管疾病**

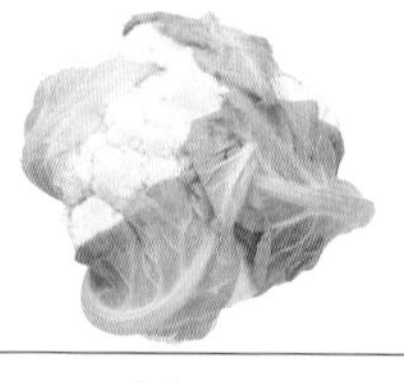

花椰菜 ＋ 番茄 ▶ **預防肺炎**

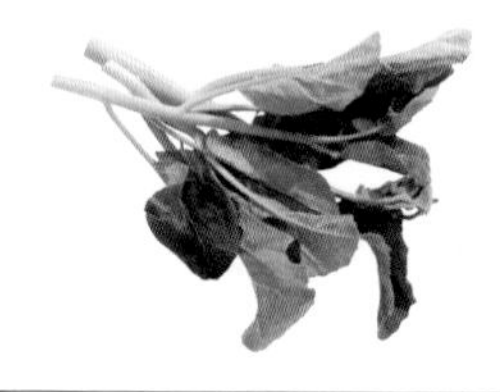

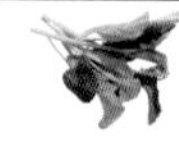

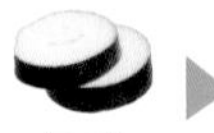

芥藍 ＋ 冬瓜 ▶ **清肺潤肺**

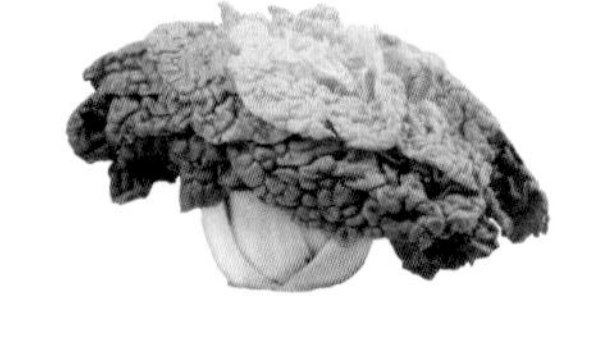

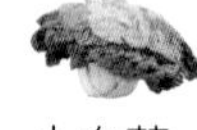

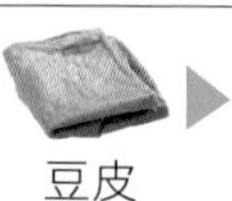

小白菜 ＋ 豆皮 ▶ **潤肺生津，補鈣**

NO.2 Β-胡蘿蔔素

β- 胡蘿蔔素在肝臟及腸黏膜中可轉化為維生素 A，維生素 A 可以保護呼吸黏膜細胞，維持其正常形態與功能，還可防止黏膜受細菌傷害。富含 β- 胡蘿蔔素的食物有：

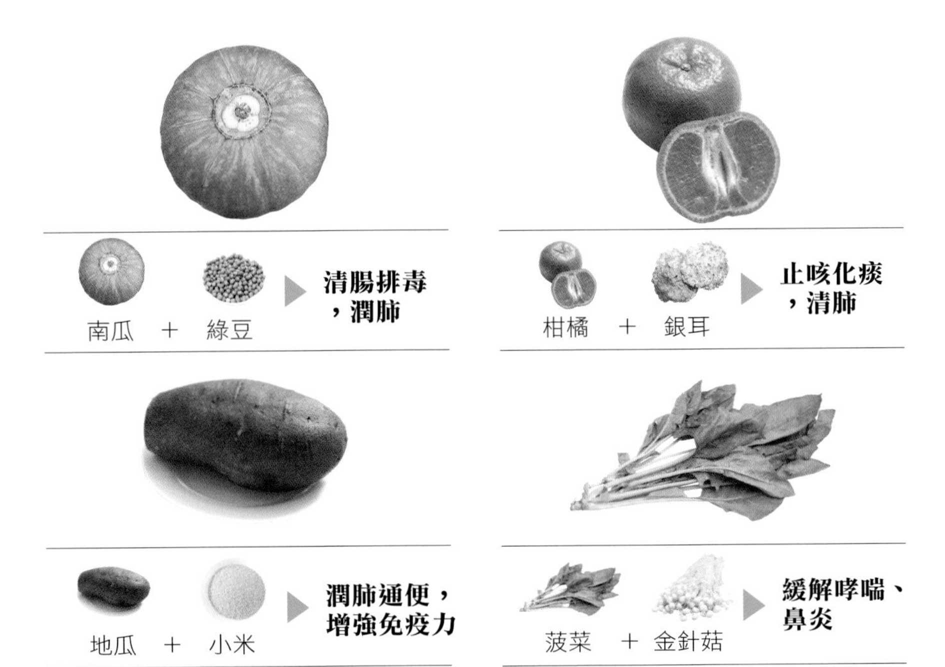

NO.3 葉綠素

葉綠素可以通過光合作用代謝掉毒素，並減少某些化學毒物的致突變作用，從根本上降低霧霾中毒的可能性。富含葉綠素的食物有：

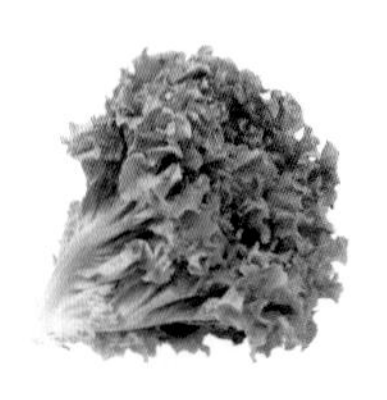

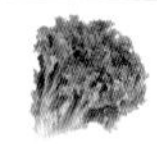

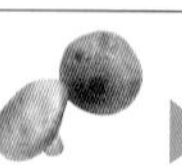

生菜 ＋ 香菇 ▶ **預防心血管疾病**

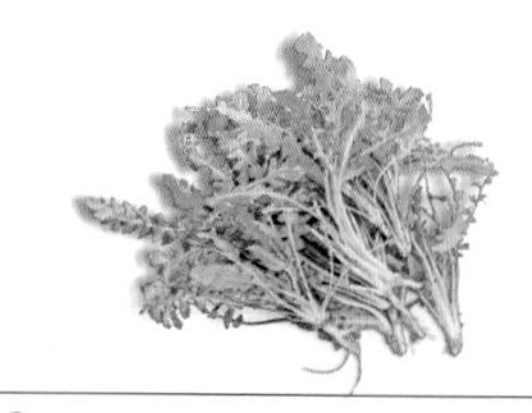

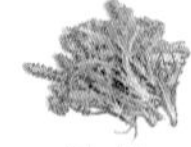

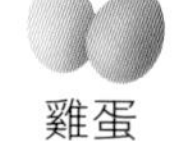

薺菜 ＋ 雞蛋 ▶ **清熱解毒，潤肺利咽**

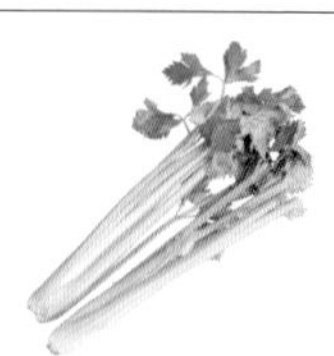

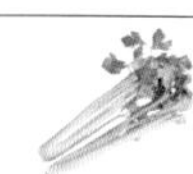

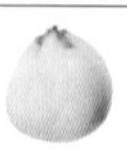

芹菜 ＋ 百合 ▶ **潤肺降燥，排毒**

NO.4 維生素E

研究發現，體內維生素 E 含量高的人，患肺癌的幾率比普通人低，説明維生素 E 能夠阻止癌細胞最初階段的生長，對預防肺癌有一定的作用。富含維生素E的食物有：

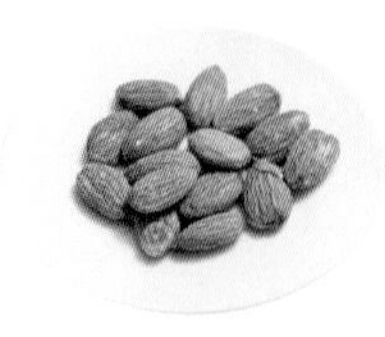

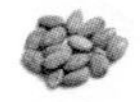

杏仁 ＋ 黃瓜 ▶ **潤肺養膚，防癌**

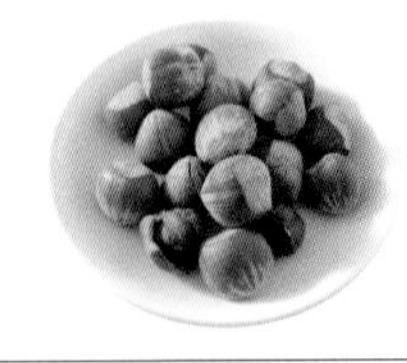

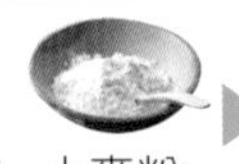

榛子 ＋ 小麥粉 ▶ **保護心肺**

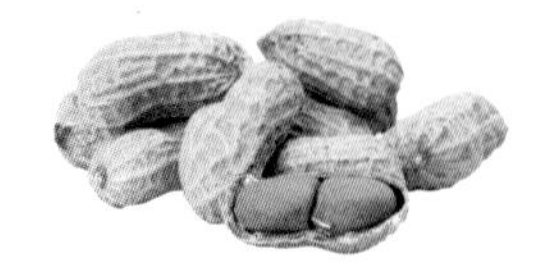

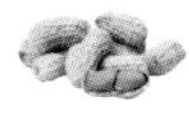

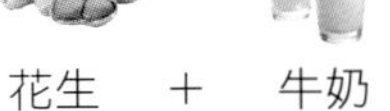

花生 ＋ 牛奶 ▶ **滋陰潤肺，護心血管**

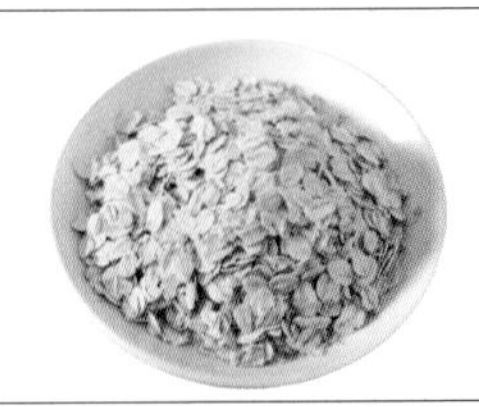

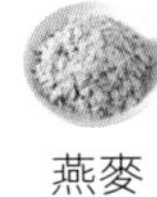

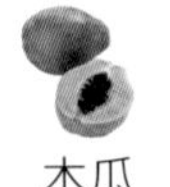

燕麥 ＋ 木瓜 ▶ **保護肺和支氣管**

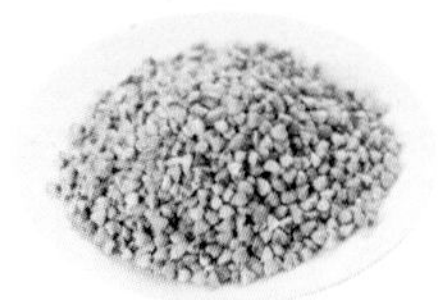

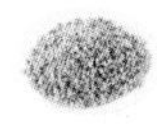

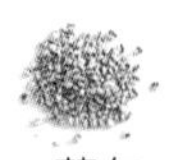

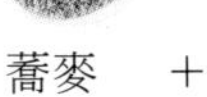

蕎麥 ＋ 薏仁 ▶ **清肺排毒，消痰**

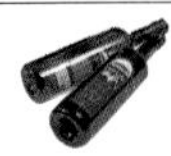

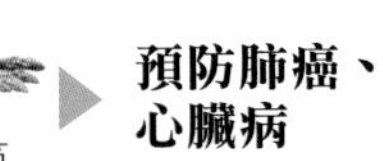

橄欖油 ＋ 蘆筍 ▶ **預防肺癌、心臟病**

抗霾9招

NO.1 戴口罩

N95、N90 口罩對 PM2.5 的防護效果較好，但透氣性較差。霧霾天出門到底應該戴哪種口罩才最好？其實更關鍵的因素取決於口罩佩戴時是否能盡可能地和面部貼合，貼合得越好，過濾效果也就越高。另外，如果佩戴中出現頭暈、呼吸困難等不適時，必須立即摘下。

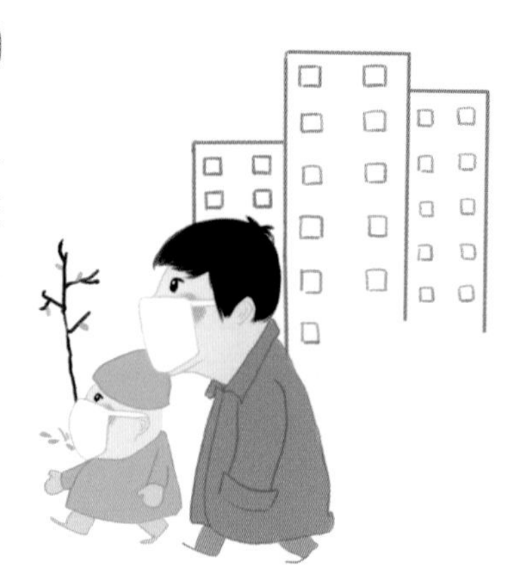

NO.2 穿長衣

不要為了瀟灑而短打扮，穿得太零碎就增大了身體和有害空氣接觸的面積，穿長長的大衣，既保暖，又健康。

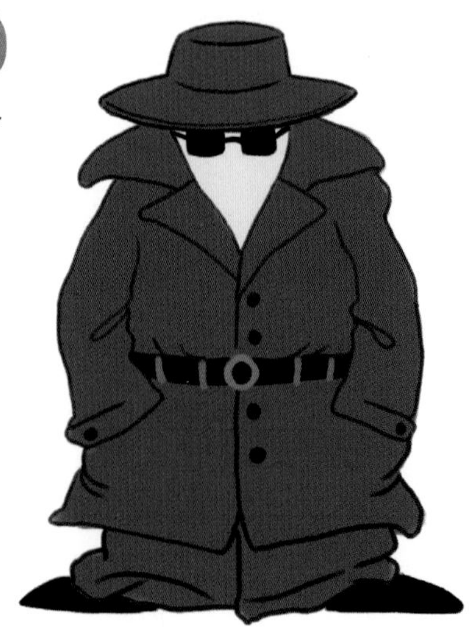

NO.3 戶外「短平快」

在霧霾天氣，要減少在戶外活動的時間，短暫停留，平和呼吸，小步快走。另外，外出時應儘量避免在環路、城市交通主幹道行走、騎車。因為這些地方空氣污染更嚴重。

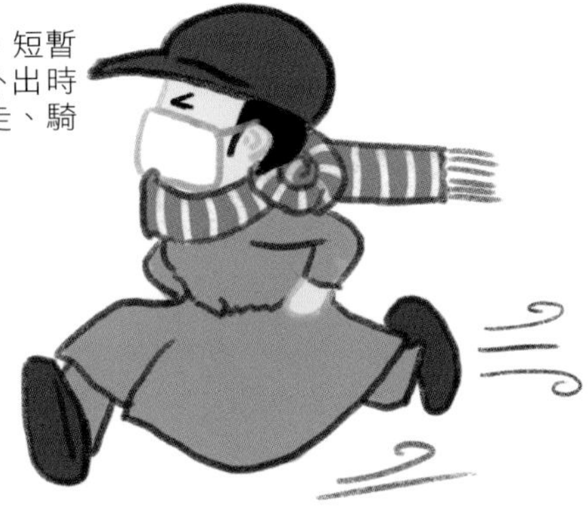

NO.4 進屋先洗臉洗手

「全副武裝」地在室外逗留後，皮膚接觸有害顆粒物最多的地方就是臉和手了，所以，進到室內要及時用溫水洗臉洗手。

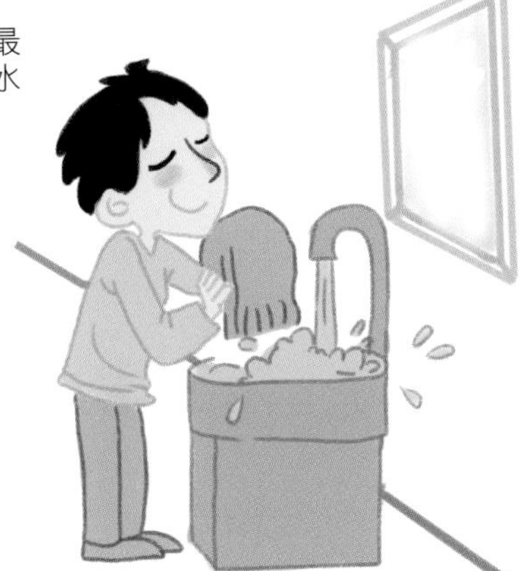

NO.5 用鼻呼吸

鼻腔裡的鼻毛和黏液可以吸附空氣中的有害顆粒物，而用嘴呼吸，就直達扁桃體了，所以一定要用鼻呼吸。

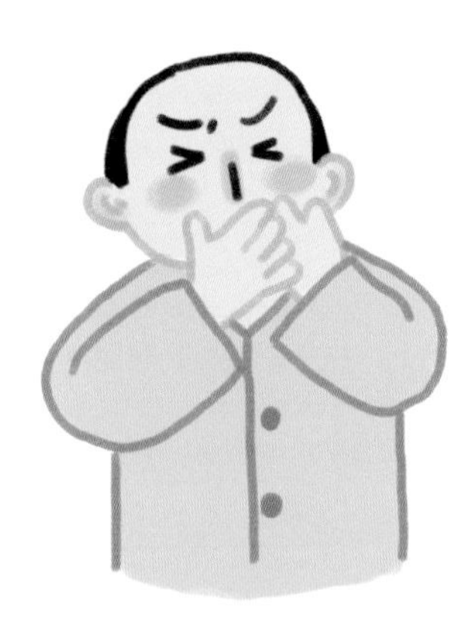

NO.6 擤鼻子

按時清理鼻腔，注意是要擤鼻子，而不是挖鼻子，挖鼻子會損壞鼻腔。霧霾天氣回家後，可以用乾淨棉簽蘸水反復清洗鼻腔，或者反復用鼻子輕輕吸水並迅速擤鼻涕，同時要避免嗆咳。

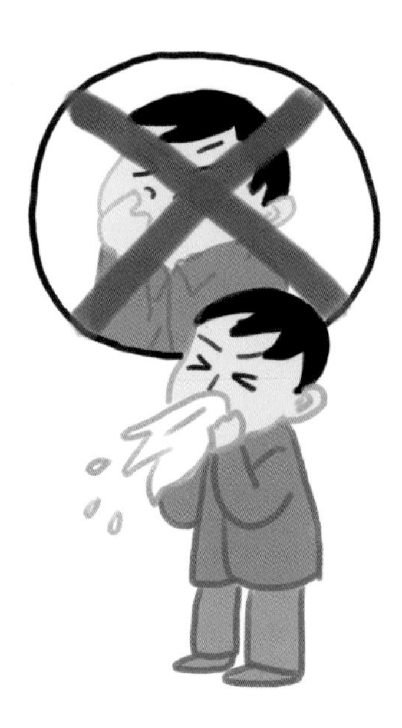

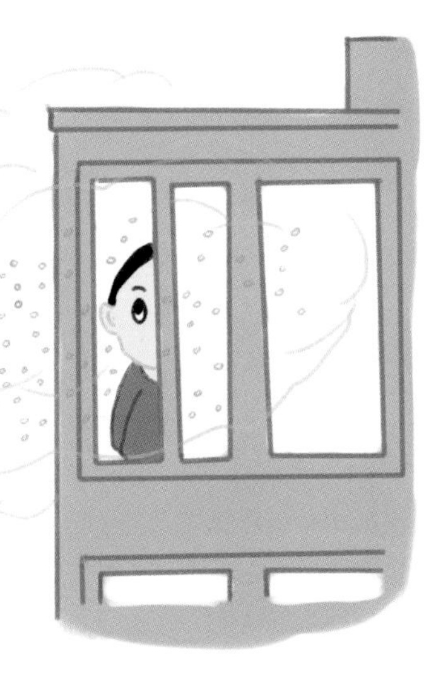

NO.7 巧開窗

空氣污染很嚴重時應減少開窗，污染不嚴重時可短時開窗通風，將窗戶打開一條縫，不讓風直接吹進來，通風 10 ～ 20 分鐘。若遇到連續污染天，開窗通風時可在紗窗附近掛上濕毛巾，這樣能夠起到過濾、吸附的作用。

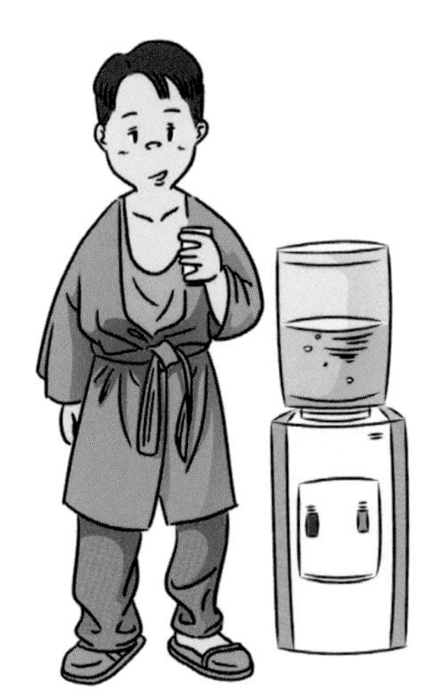

NO.8 多喝水

霧霾天稍微多喝點水，可促進新陳代謝，加快毒素的排出。晨起 1 杯水尤為重要，因為經過一夜的睡眠，排尿、皮膚蒸發及口鼻呼吸等，人體已經處於缺水狀態，小支氣管內的痰液已變得黏稠不易咳出了，此時飲水，可緩解呼吸道缺水情況。

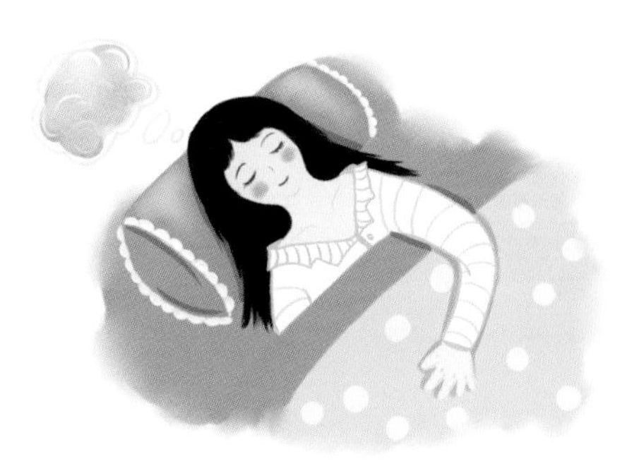

NO.9 早睡覺

霧霾天，免疫力會下降，到了晚上儘量不要熬夜，早睡可以提高機體免疫力，從而預防疾病。。

國家圖書館出版品預行編目（CIP）資料

救心：心臟病權威預防心血管疾病的養身指南 / 胡大一著. -- 初版. -- 新北市：大喜文化，2020.06

面； 公分. -- (呷健康；12)

ISBN 978-986-98362-9-6（平裝）
1. 心血管疾病 2. 保健常識 3. 健康飲食
415.3 109006271

呷健康 12

救心：
心臟病權威預防心血管疾病的養身指南

作　者 **胡大一**
編　輯 **蔡昇峰**
發行人 **梁崇明**
出　版 **大喜文化有限公司**
登記證 **行政院新聞局局版台省業字第** 244 **號**
P.O.BOX **中和市郵政第** 2-193 **號信箱**
發行處 23556 **新北市中和區板南路** 498 **號** 7 **樓之** 2
電　話 (02)2223-1391
傳　真 (02)2223-1077
E-mail joy131499@gmail.com
銀行匯款 **銀行代號：**050**，帳號：**002-120-348-27
臺灣企銀，帳戶：大喜文化有限公司
劃撥帳號 5023-2915**，帳戶：大喜文化有限公司**
總經銷商 **聯合發行股份有限公司**
地　址 231 **新北市新店區寶橋路** 235 **巷** 6 **弄** 6 **號** 2 **樓**
電　話 (02)2917-8022
傳　真 (02)2915-6275
初　版 **西元** 2020 **年** 6**月**
流通費 **新台幣** 380 **元**
網　址 www.facebook.com/joy131499